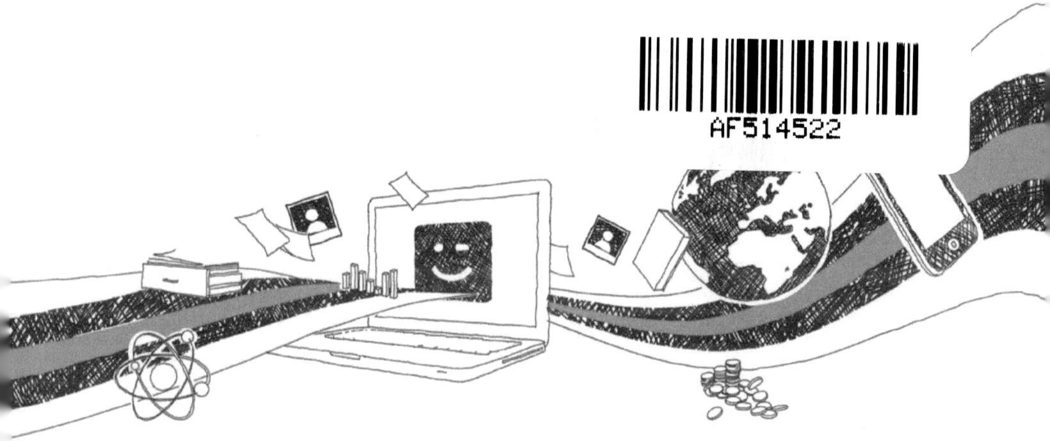

Christine Lackinger-Schmutz

Das präoperative Aufklärungsgespräch

Eine systematische Literaturübersicht

GRIN Verlag

Bibliografische Information der Deutschen Nationalbibliothek:

Die Deutsche Bibliothek verzeichnet diese Publikation in der Deutschen Nationalbibliografie; detaillierte bibliografische Daten sind im Internet über http://dnb.d-nb.de/ abrufbar.

Impressum:

Druck und Bindung: Books on Demand GmbH, Norderstedt Germany
ISBN: 978-3-656-69127-3

Dieses Buch bei GRIN:

http://www.grin.com/de/e-book/275802/das-praeoperative-aufklaerungsgespraech

DAS PRÄOPERATIVE AUFKLÄRUNGSGESPRÄCH

Eine systematische Literaturübersicht

Abschlussarbeit

zur Erlangung des Diploms
für Intensivpflege

an der
Schule für Gesundheits- und Krankenpflege
am Landesklinikum St. Pölten-Lilienfeld

vorgelegt von
Christine Lackinger-Schmutz

St. Pölten, im Jänner 2014

Kurzzusammenfassung

Die vorliegende Arbeit streicht die Rolle, welche das präoperative Aufklärungsgespräch im anästhesiologischen Versorgungsprozess á priori einnimmt, heraus. In der Folge werden die Zusammenhänge und die Relevanz zwischen der Prämedikationsvisite und der Kommunikation dargestellt. Es wird aufgezeigt, welche Bedeutung die Patientenorientierung und die Patientenzufriedenheit in der Anästhesie haben. Zu Beginn der Arbeit werden zunächst die theoretischen Hintergründe beschrieben. In weiterer Folge wird in der vorliegenden Arbeit die Prämedikationsvisite näher beleuchtet. Dabei werden das Aufklärungsgespräch per se, Aufklärungsinhalte, Anästhesieverfahren sowie medizinrechtliche Aspekte beschrieben. Des weiteren wird auf die Patientenorientiertheit und die Patientenzufriedenheit anhand zweier Studien Bezug genommen. Der letzte Teil beschäftigt sich mit Gesprächsführung und Kommunikationstechniken, die zu einem erfolgreichen Verlauf des präoperativen Aufklärungsgesprächs beitragen.

Abstract

The present study accentuates the a priori factor of the preoperative information contact, called preanaesthesia evaluation, as a part of the anaestiological care process. In the sequel are illustrated as well correlation as relevance between premedication visit and individual communication. The importance both of orientation to and satisfaction of patients in the anaestiological care process ist represented. At first the theoretical background is described. Then the premedication visit is more specifically detailed. In this context are described information contact as such, contents of information, methods of the anaesthesia, and finally medicolegal issues. Furthermore is refered to both orientation to and satisfaction of patients by two studies. At last the process and techniques of information and communication, which make a contribution to a succesful preanaesthesia evaluation are adressed.

Vorwort

Im Zuge meiner Tätigkeit als diplomierte Pflegekraft an der Abteilung für Anästhesie am Landesklinikum St. Pölten, habe ich mich intensiv mit der Anästhesieaufklärung der Patienten/innen sowie dem Stellenwert des präoperativen Aufklärungsgesprächs auseinander gesetzt. Oft stellte ich im Zuge meiner beruflichen Tätigkeit fest, dass dieses Instrument für die medizinischen Aspekte der Anästhesie zwar immer mehr an Bedeutung gewinnt, jedoch die Auswirkungen in Bezug auf die Patientenzufriedenheit und damit die Zusammenhänge mit der Anästhesiepflege immer wieder unterschätzt werden. Die Notwendigkeit des präoperativen Aufklärungsgesprächs zeigt sich nicht nur durch die gesetzliche Vorschrift, sondern auch in der Pflicht den transparenten Informationsfluss zwischen Arzt/Ärztin und Patient/in zu gewährleisten.

Besonders nachdenklich gestimmt hat mich die Art und Weise, wie ich die Durchführung der Anamnese erleben durfte. Ich habe auf verschiedenen Wegen die Erfahrung gemacht, dass das präoperative Aufklärungsgespräch mehr der Auflistung medizinischer Werte und Daten dient, als dass dieses zum so wichtigen Aufbau der Vertrauensbasis zwischen dem medizinischen Fachpersonal und dem/r Patient/in genutzt wird. Besonders das Anästhesiepflegepersonal misst meiner Meinung nach oftmals dem Zusammenhang zwischen Anästhesiegespräch und der Bereitschaft zur Mitarbeit des/r Patienten/innen nicht genügend Bedeutung bei. Auf Grund dieser Erfahrungen habe ich begonnen mich mit dem präoperativen Aufklärungsgespräch und dem präanästhesiologischen Prozess intensiv auseinander zu setzen und verwende diese Erkenntnisse und Erfahrungen für die Ausbildung zur Erlangung des Diploms für die Sonderausbildung Anästhesie- und Intensivpflege.

In der vorliegenden Studie soll folgende Hypothese, welche auf meiner 5-jährigen Erfahrung als diplomierte Gesundheits- und Krankenschwester an der Abteilung für Anästhesie basiert, evaluiert werden: Patientenorientierte Gesprächsführung erhöht die Patientencompliance prä- und postoperativ und somit die Patientenzufriedenheit.

Um diese Hypothese zu untermauern, wird folgenden Fragestellungen mittels Literaturrecherche nachgegangen:

- Welche Bereiche umfasst die anästhesiologische Aufklärung?
- Welche Bedürfnisse und Erwartungen haben Patienten/innen an die anästhesiologische Betreuung?
- Wie gestaltet sich eine patientenorientierte Gesprächsführung?

Im Rahmen meiner Recherchen zu dieser Fachbereichsarbeit verstärkten sich die Gedanken und Meinungen welche großen Zusammenhänge zwischen dem gelungenen Verlauf eines präoperativen Anästhesiegesprächs und einem erfolgreichen Narkoseverfahren bestehen. Gerade deshalb sehe ich mich in der Wahl meines Themas zu meiner Fachbereichsarbeit bestätigt und freue mich darüber schriftlich eine Aufarbeitung dieses Problemkreises verfassen zu dürfen.

Mein Dank gilt in erster Linie meinem Sohn Alexander und meinen Stiefkindern Julia und Benjamin für ihre Geduld und meinem Ehegatten Ing. Jürgen Schmutz für die geduldigen Stunden und die kritische Durchsicht dieser Arbeit. Ebenfalls erwähnen möchte ich meine Eltern, die eine große Unterstützung bei der Betreuung meines Sohnes waren. Einen besonderen Dank möchte ich meiner Betreuerin, Fr. Mag. Karin Burgmann, aussprechen, welche konstruktiv die Hintergründe erfragt hat und somit einen wertvollen Beitrag für die Entstehung dieser Fachbereichsarbeit geleistet hat.

St. Pölten, im Jänner 2014 Christine Lackinger-Schmutz

INHALTSVERZEICHNIS

1 Einführung in die Problematik

Insbesondere wenn eine operative Versorgung notwendig wird, befindet sich jede/r Patient/in in einer physischen und psychischen Ausnahmesituation. Sowohl aus Sicht des/der Patient/innen als auch aus Sicht der behandelnden Ärzte/innen treten viele Fragen auf. Während für den/die Anästhesisten/in die Aufklärung im Vordergrund steht, nutzt der/die Patient/in neben Informationsgewinn auch häufig das Gespräch dazu, etwaige Unsicherheiten oder Ängste anzusprechen. Oft wird das diplomierte Pflegepersonal von Patienten/innen als Ersatzansprechpartner gewählt, insbesondere wenn Aufklärung und Informationen unzureichend oder unzufriedenstellend waren. Da ein Großteil des Aufgabenbereichs der Aufklärung dem/r Arzt/Ärztin zufällt, ergibt sich hier ein Gewissenskonflikt für das diplomierte Pflegepersonal.

Die gesamte Gesundheitsversorgung unterliegt einer Dienstleistung am Patienten / an der Patientin. Immer mehr tritt deshalb das Streben nach Qualitätssicherung und damit die Erhöhung der Patientenzufriedenheit und –sicherheit in den Vordergrund. Anhand zahlreicher durchgeführter Studien, bezogen auf das Qualitätsmanagement, wird die Relevanz deutlich. In vielen Studien wird eine „sehr gute" Patientenzufriedenheit beschrieben, welche allerdings kritisch zu hinterfragen ist. Darüber hinaus bestehen in etlichen Bereichen große Defizite – insbesondere auf dem Gebiet der Kommunikation.

In Extremsituationen, welche im Fall eines medizinischen Notfalls oder vor einem operativen Eingriff vorliegen, zeigen Patienten/innen eine erhöhte Aufmerksamkeit und Empfänglichkeit für Suggestionen. *„In diesem Trance-ähnlichen Zustand können unbedacht ausgesprochene Negativsuggestionen Angst und Schmerzen verstärken, können andererseits auch Positivsuggestionen zum Wohl der Patienten eingesetzt werden."*[1] Diese Aussage zeigt, dass das gesagte Wort durchaus große physische und psychische Folgen für den/die Patienten/in haben kann und somit das Bewusstsein für diese Thematik gesteigert werden muss.

Im Gesundheitsportal Österreich wurde eine Zusammenfassung über eine Studie veröffentlicht, welche die prä- und postoperative Patientenaufklärung näher beleuchten soll. Diese von der Bundesgesundheitsagentur Österreichs in Auftrag gegebene und vom

[1] Hansen, Bejenke (2010) S.201

Bundesinstitut für Qualität im Gesundheitswesen (BIQG) durchgeführte Studie zeigt, dass durchaus Handlungsbedarf im Bereich der Aufklärung und Information besteht. Im Wesentlichen wiesen die befragten Patienten/innen und Mitarbeiter/innen auf ähnliche Problembereiche und Verbesserungspotentiale hin.[2]

2 Theoretischer Hintergrund

In Österreich ist das Aufklärungsgespräch nicht nur die ärztliche Pflicht, sondern auch das Recht des/r Patienten/in. Beides hat die Judikatur im Krankenanstaltengesetz (KAG) sowie im Allgemeinen Bürgerlichen Gesetzbuch (ABGB) verankert. Diese Regelung dient einserseits der Sicherheit des/r Patienten/in, andererseits der rechtlichen Absicherung des Arztes/der Ärztin. Zwischen diesen beiden Fakten steht die Art und Weise der Aufklärung sowie der Aspekt der Patientenzufriedenheit.

Wie aus einem publizierten Artikel von Eckhard Pitzl und Gerhard W. Huber hervorgeht, welcher sich mit der Behandlungs- und Risikoaufklärung beschäftigt, hat sich die Aufklärung in erster Linie am Wohl der Patienten/innen und erst in zweiter Linie an seinem Selbstbestimmungsrecht zu orientieren und somit hat die Aufklärung eine menschliche zu sein.[3] Damit wird klar, dass das Aufklärungsgespräch primär patientenorientiert zu erfolgen hat.

2.1 Begriffserklärungen

2.1.1 Anästhesie

Anästhesie (altgr. ἀν- *αν-* "ohne" und αἴσθησις *aisthesis* "Wahrnehmung, Empfindung") wird in der Medizin als Zustand der völligen Unempfindlichkeit gegen Schmerz-, Temperatur- und Berührungsreiz bezeichnet.[4] Dieser Zustand ist im Rahmen eines Anästhesieverfahrens erwünscht.

[2] vgl. http://www.goeg.at/cxdata/media/download/berichte/prae_und_postoperative_patienteninformation_und_aufklaerung.pdf, 11.09.2013
[3] vgl. http://www.medizinrecht.at/publikation/aufklaerung.pdf, 11.09.2013
[4] vgl. Pschyrembel – Klinisches Wörterbuch (2002) S.67

Die Anästhesie soll als Teilbegriff der Anästhesiologie *„schmerzfreie Eingriffe in die Körperintegrität"*[5] ermöglichen. Dabei gibt es die Möglichkeit verschiedener Ansätze, welche in dem Kapitel Anästhesieverfahren weiter erörtert werden.

2.1.2 Berufsbild des/r Anästhesisten/in

Laut österreichischer Ärztekammer umfasst *„das Sonderfach Anästhesiologie und Intensivmedizin die allgemeine und regionale Anästhesie einschließlich deren Vor- und Nachbehandlung, die Aufrechterhaltung der vitalen Funktionen während operativer Eingriffe, die Wiederbelebung und Intensivtherapie in Zusammenarbeit mit den für das Grundleiden fachlich verantwortlichen Ärzten."*[6]

Hinsichtlich der präoperativen Vorbereitung entscheidet der/die Anästhesist/in über die Eignung des/der Patient/in für den geplanten Eingriff und muss nach Abwägung aller Faktoren sowie einer Risikostratifizierung eine Freigabe erteilen.[7] Dieser Aufgabenbereich wird in dem Kapitel Prämedikationsvisite (Punkt 4) näher besprochen.

2.1.3 Berufsbild der Anästhesiepflege

Speziell in der Anästhesie arbeitet die Anästhesiepflege sehr eng mit dem/r Anästhesisten/in zusammen. Schwerpunkt ist die gemeinsame Betreuung des/r Patienten/in vor, während und nach einem Anästhesieverfahren. Wie Latsch in der Fachliteratur richtig bemerkt, sind einerseits die Aufgaben von Pflege und Ärzteschaft klar getrennt, andererseits ist eine erfolgreiche Anästhesie immer von einer intensiven Teamarbeit zwischen Ärzteschaft und Pflege abhängig.[8]

Um in Österreich als Anästhesiepflegekraft arbeiten zu können, ist die dreijährige Grundausbildung und somit das Diplom für die allgemeine Gesundheits- und Krankenpflege Voraussetzung. Dieser Qualifikationsnachweis kann an einer Gesundheits- und Krankenpflegeschule oder auch im Rahmen eines Fachhochschul-Bachelorstudiengangs erworben

---

[5] Roewer, Thiel (2010) S.2
[6] http://www2.aerztekammer.at/?type=module&aid=convert&url=%2Fsrv%2Fdav%2Foak%2Fak-website%2Fausbildord%2FAnasthes.htm, 11.9.2013
[7] vgl. http://www.oegari.at/web_files/dateiarchiv/205/Praeambel%202012.pdf, 13.09.2013
[8] vgl. Latsch, Knipfer (2004) S.292

werden. Im Anschluss an die Grundausbildung können diplomierte Pflegepersonen sofort auf einer Anästhesieabteilung zu arbeiten beginnen. Laut Gesundheits- und Krankenpflegegesetz (GuKG 1997, § 17 (7)) muss die Pflegeperson allerdings innerhalb von 5 Jahren an ihrer Abteilung, eine fachspezifische Sonderausbildung absolvieren und somit das Zusatzdiplom für Anästhesie- oder Intensivpflege erlangen. Die Absolvierung einer Sonderausbildung ist dann verpflichtend, wenn die diplomierte Pflegeperson in einem erweiterten Tätigkeitsbereich tätig wird (GuKG, 1997, § 65). Anästhesiepflege, Intensivpflege und die Pflege bei Nierenersatztherapie sind verwandte Fachdisziplinen, die jedoch unterschiedliche Schwerpunkte aufweisen. Somit besteht die Sonderausbildung aus einer gemeinsamen Basisausbildung und einer spezifischen Zusatzausbildung im jeweiligen Fachbereich.[9]

2.1.4 Tätigkeitsbereich der Anästhesiepflege

Der Tätigkeitsbereich der Anästhesiepflege ist im § 20 (2) des GuKG geregelt und umfasst *„die Beobachtung, Betreuung, Überwachung und Pflege von Patienten vor, während und nach der Narkose sowie die Mitwirkung bei Narkosen."*[10] Somit wirkt das Anästhesiepflegepersonal an sämtlichen Anästhesieverfahren mit und sorgt für die prä- und postoperative Betreuung der Patienten/innen. Die im Gesetz weiters beschriebenen Tätigkeitsbereiche sehen die Mitwirkung an der Reanimation, die Überwachung und Betreuung schwerstkranker und ateminsuffizienter Patienten mit invasiven und nichtinvasiven Methoden, die Mitwirkung an der Überwachung und Funktionsaufrechterhaltung der apparativen Ausstattung, die Blutabnahme aus liegenden Kathetern, das Legen von Magen-, Duodenal- und Temperatursonden, die Durchführung und Überwachung von Eliminationsverfahren bei liegendem Katheter, die Mitwirkung an der Durchführung und Überwachung des extrakorporalen Kreislaufs und die Mitwirkung an der Schmerztherapie, vor (GuKG, 1997, § 20 (4)).[11]

Michael Aiglesberger hat sich im Rahmen seiner Magisterarbeit mit der Sichtweise österreichischer Anästhesiepflegepersonen in Bezug auf den gesetzlichen Tätigkeitsbereich, die Ausbildung und mögliche neue Kompetenzen von Anästhesiepflegepersonen auseinander

---

[9] vgl. Aiglesberger; (2013) S.11 ff
[10] Weiss-Faßbinder, Lust (2006) S.94
[11] vgl. Aiglesberger; (2013) S.12

gesetzt. Darin erwähnt er, dass erst durch die vierte Auflage des GuKG (1997) in einer Ergänzung zum § 20 die Anästhesie zur fachgemäßen Bewältigung beschrieben wurde.[12]

Das österreichische Gesundheits- und Krankenpflegegesetz sieht eine dreistufige Handlungskompetenz vor. Diese umfasst einen eigenverantwortlichen, mitverantwortlichen und interdisziplinären Tätigkeitsbereich. Bezüglich der Anästhesiepflegetätigkeiten bedeutet das eine klare Strukturierung im Wirkungskreis. Besonders in der Anästhesiepflege kommt dem mitverantwortlichen Tätigkeitsbereich eine wesentliche Bedeutung zu. Dieser Tätigkeitsbereich umschreibt die Durchführung diagnostischer und therapeutischer Maßnahmen nach ärztlicher Anordnung (GuKG 1997, § 15 (1)). Der Arzt / Die Ärztin trägt die Anordnungsverantwortung, während den Angehörigen des gehobenen Dienstes die Durchführungsverantwortung zufällt. Im Gegensatz zur Mitverantwortlichkeit, bedeutet der eigenverantwortliche Tätigkeitsbereich die fachliche Weisungsfreiheit von Angehörigen des gehobenen Dienstes für Gesundheits- und Krankenpflege.[13]

Sieht man sich die Aufgaben des eigenverantwortlichen Tätigkeitsbereichs näher an, so liegt ein Schwerpunkt in der eigenverantwortlichen Ausübung des Pflegeprozesses, welcher Pflegeanamnese, Pflegediagnosen, Pflegeplanung, Pflegeevaluation und Pflegedokumentation einschließt. Bringt man die Durchführung des Pflegeprozesses und die Anwendung von gesundheitsfördernden Maßnahmen (z.B. psychosoziale Betreuung), welche der eigenverantwortliche Tätigkeitsbereich noch vorsieht, mit dem präoperativen Aufklärungsgespräch in Zusammenhang, bedeutet das eine erhebliche Relevanz für die Tätigkeit der Anästhesiepflegeperson.[14]

2.2 Patientenzufriedenheit

Um Patientenzufriedenheit überhaupt messen und interpretieren zu können, muss man sich im Klaren sein, dass „Zufriedenheit“ ein emotionaler Zustand des Menschen ist, in dem seine Bedürfnisse von ihm als befriedigt angesehen werden. Vor allem im Gesundheitsbereich, in dem das bio-soziale Wohlbefinden eine große Rolle spielt, wird Patientenzufriedenheit als

[12] vgl. Aiglesberger (2013) S. 11 f
[13] vgl. Aiglesberger (2013) S. 11 ff
[14] vgl. Aiglesberger (2013) S. 15

Qualitätsmerkmal herangezogen und hat somit einen hohen Stellenwert im österreichischen Gesundheitssystem.[15]

Dem Bedeutungswörterbuch des Duden gemäß, wird „zufrieden“ als *„a) innerlich ausgeglichen, sich mit den Gegebenheiten in Einklang befindend und keine Veränderung der Umstände wünschend [...] b) mit den gegebenen Verhältnissen, Leistungen o.ä. einverstanden sein, nichts auszusetzend habend“,*[16] definiert. Nach den im Internet erwähnten Ausführungen beruht

> *"das Hauptproblem bei Erhebungen und Umfragen zum Thema Zufriedenheit in der Subjektivität der Definition respektive in der Subjektivität der Empfindung "Zufriedenheit". Deshalb definieren viele Forscher(innen) im Bereich der Kunden- oder der Arbeitszufriedenheit diese der Einfachheit halber als "(Abwesenheit von Unzufriedenheit) + a" wobei die Unzufriedenheit ihrerseits als "Nichterfüllung der gestellten definiert wird. Gefragt wird nach den Erwartungen des Individuums sowie dem Grad der Erfüllung dieser Erwartungen. Werden die Erwartungen nicht nur erfüllt sondern übertroffen stellt sich ein Gefühl der Zufriedenheit ein."*[17]

Die emotionale Zufriedenheit der Patienten/innen hängt stark von individuellen Erlebnissen und Eindrücken ab und wird somit von subjektiven wie auch von objektiven Faktoren beeinflusst.[18] Gerade in Kliniken gibt es ein großes Spannungsfeld zwischen Wirtschaftlichkeit, Qualität und Patientenorientierung. Ein hoher Prozentanteil mit ca. 80 % aller Patienten/innen gibt bei schriftlichen Befragungen zur Krankenhausversorgung einen hohen Zufriedenheitsgrad an. Wird nach einer Gesamtzufriedenheit gefragt, steigt der Prozentsatz sogar auf über 90 %. Dennoch muss kritisch hinterfragt werden, welche möglichen Einflussfaktoren auf die Zufriedenheitseinschätzungen zu verzerrten Angaben führen können.[19]

Verschiedene empirische Studien zeigen auffallend positive Bewertungen der Krankenhausversorgung, welche aber dann doch zu Interviewangaben der Befragten oder zu Eindrücken der Angehörigen in Diskrepanz stehen. Um Patientenbefragungen mehr Aussagekraft zu verleihen, gilt es, sich verzerrende Einflüsse bewusst zu machen und entsprechende Strategien zu entwickeln. So konnten methodisch einige Möglichkeiten identifiziert werden, welche die angesprochenen Einflüsse mindern. Eine Drei- bis fünffach gestufte Likertskala

---

[15] vgl. http://www.uni-protokolle.de/Lexikon/Bed%FCrfnis.html, 15.09.2013
[16] Das Bedeutungswörterbuch Duden, S. 1128
[17] http://www.uni-protokolle.de/Lexikon/Bed%FCrfnis.html, 15.09.2013
[18] vgl. Thierbach, Fichtner, Kugler, Dick (2003) S. 85
[19] vgl. Pawils, Trojan, Nickel, Bleich (2012) S.1183 f

erzielt niedrigere Zufriedenheitswerte als Fragebögen mit Ja-Nein-Antwortformaten. Auch eine Abfrage spezifischer Versorgungsaspekte mit Bewertungsfragen wirkt einer falsch-hohen Zufriedenheit entgegen. Hinsichtlich soziodemografischer Einflüsse kann man eine Metaanalyse von 40 Befragungen wie folgt zusammenfassen: Zusammenhänge zwischen soziodemografischen Merkmalen der Patienten/innen und der Patientenzufriedenheit sind inkonsistent, dennoch werden geringe Alters- und Geschlechtseffekte beschrieben. So tendieren ältere und weibliche Patienten zu höherer Zufriedenheit. Je höher der Bildungsstandard desto kritischer bewerten die Patienten/innen.[20]

Des weiteren werden noch andere Variable für das Zustandekommen von falsch-hohen Zufriedenheitswerten diskutiert. So können hohe Zufriedenheitswerte durch die Nicht-Teilnahme kritischer Patienten/innen begünstigt werden. Auch die Kurzzeitigkeit des Aufenthalts spielt hierbei eine Rolle, da Akuterkrankte ihren Bedürfnissen eine geringere Bedeutung beimessen und die eigentliche Genesung im Vordergrund steht. Als ein weiterer Faktor wird die Dankbarkeit gegenüber den Beteiligten und über die Genesung erwähnt.[21] Die Autorin kann diese Erklärung aus ihrer eigenen beruflichen Praxis bestätigen. Patienten/innen können sich durchaus aus Dankbarkeit für eine gute Versorgung dazu verpflichtet fühlen, positive Bewertungen abzugeben, obwohl es etliche Verbesserungswünsche und Kritikpunkte gegeben hätte.

2.3 Patientenorientierung

Unter Patientenorientierung allgemein versteht man

> *„in der Medizin die Fokussierung der ärztlichen und pflegerischen Aktivitäten auf die individuellen Bedürfnisse des Patienten. Dabei steht das gemeinsame Planen und Entscheiden aller notwendigen Maßnahmen mit dem Patienten im Vordergrund. Innerhalb dieses Prozesses werden auch Grenzen der Patientenautonomie, wie sie etwa durch Leiden, Schmerzen, Bewusstseinstrübung, Koma bedingt sein können, in der Therapie- und Pflegeplanung berücksichtigt.“*[22]

Die Rolle des Patienten unterliegt einem starken Wandel. Die Fokussierung auf eine stärkere Patientenorientierung im Gesundheitswesen wurde in den letzten Jahren zunehmend

---

[20] vgl. Pawils, Trojan, Nickel, Bleich (2012) S.1183 f
[21] vgl. ebd.
[22] http://flexikon.doccheck.com/de/Patientenorientierung, 15.10.2013

gefordert. So sollen Ganzheitlichkeit und Patientenbedürfnisse vermehrt Berücksichtigung finden und der Patientenautonomie größere Bedeutung beigemessen werden.[23]

Insbesondere der Umgang mit kommunikativen Bedürfnissen bedeutet im Aufklärungsgespräch eine große Herausforderung. Hinsichtlich der Zusammenhänge und der Bedeutung von Zufriedenheit und Patientenorientierung im anästhesiologischen Bereich, wird in den Kapiteln Patientienorientierte Anästhesie (Punkt 5.2) und Patientenorientierte Gesprächsführung (Punkt 6.1) ausführlich Bezug genommen.

3 Methode und Vorgehensweise

Die Recherche wurde primär über die Online-Datenbank der Universitätsbibliothek Innsbruck durchgeführt. Dabei wurden Veröffentlichungen in deutschsprachigen medizinischen Fachzeitschriften (Österreich, Deutschland, Schweiz) bevorzugt, welche sich mit dem präoperativen Aufklärungsgespräch und einer patientenorientierten Gesprächsführung auseinander gesetzt haben. Zeitlich wurde die Recherche hinsichtlich der Aktualität dieser Thematik auf die Jahre 2000-2013 eingegrenzt. Für Begriffserklärungen und Definitionen wurde vorrangig auf Fachbücher zurückgegriffen. Web-basierte Suchmaschinen kommen zum Verständnis und zur Ergänzung von Hintergrundwissen zum Einsatz.

Zu Beginn wurde ein allgemeiner Überblick über vorhandene Literatur und Studien verschafft, welche sich bereits mit dem präoperativen Aufklärungsgespräch auseinandersetzten. Anschließend wurden Begriffserklärungen anhand medizinischer und pflegerischer Fachbücher ausgewählt. In weiterer Folge wurde im Zuge der Datenbankrecherchen eine Prioritätenreihung anhand folgender Key-Words durchgeführt:

- (A) Patientenzufriedenheit Anästhesie, Patientenorientierte Anästhesie, patientenorientierte Gesprächsführung
- (B) Aufklärungsgespräch, Anästhesieambulanz, Präanästhesie, Aufklärungspflicht Anästhesie
- (C) patientenorientierte Kommunikation, Patientenzufriedenheit Kommunikation

[23] vgl. Faller (2012) S.1106

Anhand dieser Ergebnisse wurde nach publizierten Studienergebnissen in Fachzeitschriften gesucht. Die verwendete Literatur musste die Kriterien facheinschlägig, aktuell, deutschsprachig und praxisnah erfüllen. In der Fachbereichsarbeit werden Inhalte von Fachbüchern, aktuellen Zeitungsartikeln und publizierten Studien vernetzt und zusammengefasst.

4 Prämedikationsvisite (präoperative anästhesiologische Visite)

Besonders in den letzten Jahren haben sich die Aufgaben der Präanästhesie in dafür eigens geschaffene Ambulanzen (Präanästhesieambulanzen) verlagert. Heute erfüllt die Anästhesieambulanz als zentrale Anlauf- bzw. Schnittstelle zusätzliche Aufgaben im perioperativen Management, wie *„die zentrale Kodierung von Nebendiagnosen, OP-Koordination, Verteilung von Intensivbetten, Einrichtung von Patientenpfaden und anästhesiologisches Qualitäts- und Komplikationsmanagement."*[24] Aufgrund der vielen Vorteile und des immer stärker werdenden Bewusstseins für die Bedeutung dieser Aufgaben haben sich solche Anästhesieambulanzen bereits in vielen Krankenhäusern etabliert.

Hauptaufgabe liegt neben der Schaffung einer besseren Atmosphäre in der Arzt-Patient-Beziehung in der optimalen präoperativen Vorbereitung. Zusätzlich bietet die Präanästhesieambulanz aus rechtlicher Sicht die Möglichkeit einer zeitgerechten Aufklärung bei elektiven Eingriffen. Ausgehend von dieser Betrachtungsweise gilt die Präanästhesieambulanz als Aushängeschild eines Krankenhauses und ist mitentscheidend für die Patientenzufriedenheit. Hinsichtlich der Patientensicherheit sind optimierte Kontrollmöglichkeiten durch ständig vorhandene Ansprechpartner möglich. Darüberhinaus kann eine Standardisierung der Anästhesieaufklärung mit vereinheitlichten Frage- und Informationsbögen (Anlage 1- 3) erfolgen.[25]

Die präoperative anästhesiologische Visite hat zwei wesentliche Ziele. Zum einen muss dem Patienten neben den nötigen Sachinformationen das Gefühl von Sicherheit und bestmöglicher medizinischer Versorgung vermittelt werden, zum anderen muss sich der Anästhesist ein möglichst objektives Bild vom physischen und psychischen Zustand des Patienten

---

[24] Laux, Kawach, Madler (2004) S.392
[25] vgl. Laux, Kawach, Madler (2004) S.391 ff

verschaffen. Diese von sich aus nicht immer kongruenten Ziele sollten im präoperativen Gespräch miteinander in Einklang gebracht werden.[26]

4.1 Präoperative Pflegevisite

Kommunikation im interdisziplinären Kontext ist laut GuKG (1997, § 14) auch in Eigenverantwortung unumgänglich. Dies zeigt sich vor allem im Bedarf der präoperativen Pflegevisite, die hinsichtlich einer patientenorientierten Anästhesie eine absolute Notwendigkeit darstellt. Die Forderungen, dass Teile des präoperativen Anästhesiegesprächs von der Anästhesiepflege übernommen werden sollen, um die Transparenz pflegerischer Inhalte zu gewährleisten, haben sich in den vergangenen Jahren verstärkt. Der Kern dieser Aussage wird in einem Vortrag in der Sonderausbildung Anästhesie- und Intensivpflege zum Thema „Pflegeprozess in der Anästhesie" vom Vortragenden DGKP Manuel Kaider, welcher sich im Rahmen seines Studiums „Advanced Nursing Practice" damit auseinandergesetzt hat, untermauert.

In Krankenhäusern, in denen noch keine Pflegevisite implementiert ist, zeigen sich diese Aufgaben oftmals vernachlässigt, da das präoperative Aufklärungsgespräch meist ausschließlich die medizinische Aufklärung beinhaltet. Folglich bleiben die pflegerischen Aspekte aufgrund der fehlenden Durchführung des Pflegeprozesses außen vor und finden zu wenig Beachtung. Somit hat eine präoperative Pflegevisite im Sinne des Pflegeprozesses durchaus seine Berechtigung in der Anästhesie und trägt neben der Aufwertung der Anästhesiepflege auch einer enormen Verbesserung im Qualitätsmanagement bei. Da sich der Anspruch auf eine präoperative Pflegevisite im Sinne des anästhesiologischen Pflegeprozesses in vielen österreichischen Krankenhäusern noch nicht durchgesetzt hat, bleibt begreiflicherweise eine Lücke in der präoperativen pflegerischen Betreuung offen.

Das Krankenhaus Hietzing der Stadt Wien wendet bereits seit etlichen Jahren die präoperative Pflegevisite unter Verwendung eines Fragebogens (siehe Abb. 1) mit Erfolg an. Ihr Ziel ist es, Patienten/innen das *„Gefühl zu geben, von menschlichen und kompetenten Pflegepersonen, vor, während und nach seiner Operation bestmöglich betreut zu werden"*[27]. Daher ist das persönliche Gespräch im Vorfeld und die damit verbundene pflegerelevante Informations-

---

[26] vgl. Roewer (2010) S.22
[27] http://www.anaesthesie-hietzing.at/sites/pflege.html

sammlung in Form einer präoperativen Pflegevisite zu einem wichtigen Bestandteil ihrer Hauptaufgaben geworden.[28]

Abb. 1: Musterfragebogen präoperative Pflegedokumentation

Patientenetikett / Name des Patienten / Geb. Datum

Prä – Pflegedokumentation OP / AN

KH HIETZING NZ ROSENHÜGEL

StaDt::Wien

Datum: __.__.____ Zeit: von __:__ bis __:__

Diagnose: __________

Geplante Operation: __________

Grunderkrankungen: __________

__________ cave ☐

Gab es bei früheren Operationen Probleme: __________ cave ☐

☐ **Information über den Ablauf der Operation lt. Checkliste durchgeführt** cave ☐

Ergänzungen: __________

Begleitperson: __________

Willensbekundungen des Patienten: __________

Körperliche Einschränkungen cave ☐

☐ Gliedmassen ☐ obere ☐ links ☐ rechts ☐ untere ☐ links ☐ rechts ☐ Augen

☐ Hüften ☐ links ☐ rechts ☐ Gehör Hörgerät: ☐ links ☐ rechts

☐ Rücken, Wirbelsäule ☐ Sprachschwierigkeiten

☐ Knochenbrüche ☐ Stoma

☐ Sonstiges: __________ ☐ Inkontinent

Hautzustand cave ☐

☐ Dekubitus ☐ Wunden

☐ Verbände ☐ Sonstiges: __________

Implantate cave ☐

☐ Hüfte ☐ links ☐ rechts ☐ Herzschrittmacher

☐ Knie ☐ links ☐ rechts ☐ Port-a-Cath.

☐ Zahn ☐ OK ☐ UK __________ ☐ Sonstiges: __________

Infektionskrankheiten und spezielle Risken cave ☐

☐ Hepatitis ☐A ☐B ☐C ☐ HIV ☐ Maligne Hyperthermie

☐ MRSA ☐ Tuberkulose ☐ Sonstiges: __________

Allergien cave ☐

☐ Latex ☐ Desinfektionsmittel ☐ Jod

☐ Verband ☐ Medikamente: ☐ Antibiotika ☐ Sonstige: __________ ☐ Kontrastmittel

☐ Sonstiges: __________

Depositen

☐ Kleidung ☐ Gehhilfe ☐ Brille

☐ Hörgerät ☐ Zahnprothese ☐ Sonstiges: __________

Unterschrift:

kav wiener krankenanstalten verbund Unternehmen Gesundheit

Version: Datenbank: 1.00/ Formular: 1.6 DVR: 0000191

[28] vgl. http://www.anaesthesie-hietzing.at/sites/pflege.html, 01.01.2014

Organisatorisch könnte die präoperative Pflegevisite in den Ablauf der Präanästhesieambulanz miteingebunden werden. Es scheint aber, dass dieses so wichtige Instrument in der Praxis kaum Anwendung findet. Vielfach wird versucht, die Inhalte einer Pflegevisite in dem ärztlichen Aufklärungsgespräch mitabzudecken. Das kann aber nur als unbefriedigend gewertet werden, da ärztliche und pflegerische Belange eindeutig andere Schwerpunkte setzen.

Nach Auffassung der Autorin hat die fehlende Durchsetzung der Pflegevisite mit der Ansicht zu tun, dass die Vermittlung pflegerisch sowie medizinisch relevanter Inhalte und Informationen ebenso wie auch die Berücksichtigung verschiedener Patientenbedürfnisse genauso gut im präoperativen Aufklärungsgespräch durch den Arzt/die Ärztin erfolgen kann. Unter der Betrachtungsweise der engen Zusammenarbeit zwischen Ärzteschaft und Pflege und des zusammenhängenden und stark überschneidenden Tätigkeitsfelds, liegt dieser Ansicht sicher ein gewisser Wahrheitsgrad zugrunde. Zu berücksichtigen gilt es aber dennoch, dass derzeit das präoperative Aufklärungsgespräch nur wenige pflegerisch wichtige Aspekte beinhaltet. Damit ist die Anästhesiepflegekraft auf Informationen des Anästhesisten oder des meist bereits sedierten Patienten im Operationssaal angewiesen und in ihrem eigenverantwortlichen Tätigkeitsbereich, wie der psychosozialen Betreuung im Rahmen des Pflegeprozesses, eingeschränkt.

4.2 Aufklärungsgespräch

Das anästhesiologische Aufklärungsgespräch muss die Darstellung des Ablaufs des Anästhesieverfahrens sowie die prä- und postoperativen Maßnahmen, die Erläuterung alternativer Verfahren und die Aufklärung verfahrenstypischer und genereller Risiken umfassen. Art und Umfang der Aufklärung sind von der Dringlichkeit und vom Risiko des Eingriffs sowie vom Bildungs- und Wissensstand des/r Patienten/innen abhängig. Sind medizinische Vorkenntnisse vorhanden oder wurde ein ähnlicher Eingriff bereits durchgeführt, so kann die Aufklärung – unter der Voraussetzung, dass sich der/die aufklärende Arzt/Ärztin vom Kenntnisstand überzeugt hat – deutlich abgekürzt werden.[29]

[29] vgl. Roewer, Thiel, Wunder (2012) S.253 ff

Der Aufbau eines Vertrauensverhältnisses zwischen Anästhesist/in und Patient/in nimmt im Aufklärungsgespräch eine zentrale Stellung ein. Damit soll eine Verringerung möglicher Ängste erreicht werden um den Ablauf aus medizinischer und pflegerischer Sicht als auch aus Sicht des Patienten zu erleichtern. Auch die Verordnung der Prämedikation hat eine Verminderung von Angst und Aufregung zum Ziel und wird üblicherweise bereits im Zuge des Aufklärungsgesprächs vorgeschrieben.[30]

Am Beginn des präoperativen Anästhesieaufklärungsgesprächs steht die Einschätzung des klinischen Zustands. Dies geschieht mittels Anamnese, Begutachtung der Krankengeschichte und der vorliegenden Untersuchungsergebnisse, körperlicher Untersuchung sowie Einstufung des Narkoserisikos. Aufgrund der vorliegenden Informationen wird der/die Patient/in medizinisch beurteilt und es erfolgt eine ausführliche Erläuterung der bevorstehenden Ereignisse.[31] Sämtliche Informationen dienen auch zur Unterstützung der Durchführung einer qualifizierten Anästhesiepflege und sollten deshalb der Pflegeperson schriftlich zugänglich gemacht werden. Die Anamnese stellt einen unverzichtbaren Teil im Hinblick auf die Erhebung sämtlicher Risikofaktoren sowie deren Abwägung dar und wird sowohl in Form einer Selbst- als auch einer Fremdanamnese erhoben.

Wie die Autoren Roewer et. al ausführen, muss *„der Zeitpunkt des Aufklärungsgesprächs so gewählt werden, dass dem Patienten genügend Zeit bleibt, die für seine Einwilligungserklärung relevanten Faktoren in Ruhe abwägen zu können.“*[32] Bei geplanten Eingriffen sollte das Gespräch spätestens am Vortag der Operation stattfinden. Weiters erklären die Autoren, dass eine Aufklärung auf dem Operationstisch unmittelbar vor Beginn der anästhesiologischen und operativen Maßnahmen unzulässig und daher rechtsunwirksam ist.[33]

4.2.1 Anästhesierisiko

Um das Anästhesierisiko adäquat einschätzen zu können, ist eine umfassende Anamnese von Begleiterkrankungen und –umständen unerlässlich. Zur Risikoeinstufung und zur Beurteilung

---

30 vgl. Roewer, Thiel (2010) S.22
31 vgl. Heck, Fresenius (2008) S.66 f
32 Roewer, Thiel, Wunder (2012) S.255
33 vgl. Rower, Thiel, Wunder (2012) S.255

der Anästhesiefähigkeit gibt es verschiedene Klassifikationsschemata. Das am häufigsten verwendete ist die ASA-Klassifikation (American Society of Anesthesiologists). Dieses in 5 Grade geteilte Schema sieht die Einschätzung aufgrund des Allgemeinzustands des/r Patienten/in vor. Da das Anästhesierisiko nicht nur von möglichen Begleiterkrankungen, sondern auch von eingriffsspezifischen Faktoren abhängt, lässt die ASA-Beurteilung nur eine grobe Risikoeinschätzung zu.[34]

Grundsätzlich gibt es mehrere Risiken zu bedenken. Neben patientenbezogenen Risikofaktoren (Alter, Geschlecht, Allgemeinzustand, etc.) gibt es auch operative Risiken (Operationstechniken, Art des Eingriffs, etc.) zu bedenken, wobei die Anästhesie auf diese beiden Gruppen keinen Einfluss hat. Anders gestaltet sich das bei den anästhesiespezifischen Faktoren, wie z.B. der Anästhesietechnik oder einer optimalen Vorbereitung bei elektiven Eingriffen. Die anästhesiespezifische sowie patientenbezogene Einschätzung obliegt dem/r Anästhesisten/in.[35] Um eine Transparenz von Komplikationen vergangener Anästhesieverfahren zu gewährleisten, wird von der ÖGARI (Österreichischen Gesellschaft für Anästhesiologie, Reanimation und Intensivmedizin) die Ausstellung eines Anästhesiepasses empfohlen. Damit wird eine konkretere Risikoeinschätzung ermöglicht.

Abb. 2: Anästhesiepass ÖGARI

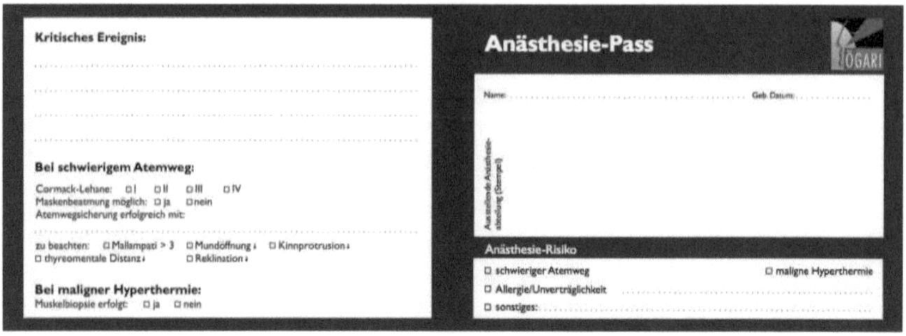
Kritisches Ereignis:

Bei schwierigem Atemweg:
Cormack-Lehane: ☐ I ☐ II ☐ III ☐ IV
Maskenbeatmung möglich: ☐ ja ☐ nein
Atemwegsicherung erfolgreich mit:

zu beachten: ☐ Mallampati > 3 ☐ Mundöffnung ↓ ☐ Kinnprotrusion ↓
☐ thyreomentale Distanz ↓ ☐ Reklination ↓

Bei maligner Hyperthermie:
Muskelbiopsie erfolgt: ☐ ja ☐ nein

Anästhesie-Pass

ÖGARI

Name: Geb. Datum:

Ausstellende Anästhesieabteilung (Stempel)

Anästhesie-Risiko
☐ schwieriger Atemweg ☐ maligne Hyperthermie
☐ Allergie/Unverträglichkeit
☐ sonstiges:

[34] vgl. Rower, Thiel, (2012) S.18 f
[35] vgl. http://www.oegari.at/web_files/dateiarchiv/205/Praeambel%202012.pdf, 11.01.2014

4.2.2 Patientenvorbereitung

Abhängig von der operativen Dringlichkeit, werden vier Dringlichkeitsstufen (elektiv, geplant, dringlich, Notfall) unterschieden, welche hinsichtlich der präoperativen Vorbereitung große Relevanz haben. Dies zeigt sich vor allem in der Vorbereitungszeit: Wochen/Monate bei elektiven Eingriffen, Tage bei geplanten Eingriffen, Stunden bei dringlichen Eingriffen und Minuten bei Notfalleingriffen. Die präoperative Vorbereitung umfasst Anamnese und Aufklärung und kann je nach Dringlichkeit reduziert sein.[36]

4.3 Aufklärungsinhalte

Inhalte, welche die Anästhesiepflege vermitteln darf und welche der Ärzteschaft vorbehalten sind, lassen sich nicht immer ganz eindeutig zuordnen. Unmissverständlich geregelt sind die Risikoaufklärung, Aufklärung über Narkoseverfahren und –auswahl und die medizinische Anamnese, welche dem Arzt / der Ärztin zufällt.

In einer Publikation von Simone Wasem geht hervor, dass im Zuge der Risikoaufklärung die Übermittlung von Risikoinformationen einerseits dazu dient, eine informierte Entscheidungsfindung zu ermöglichen; andererseits sollen Patienten/innen durch Sensibilisierung für individuelle Gefahren zu Verhaltensänderungen ermutigt werden. Weiters wird beschrieben, dass sich die Miteinbeziehung der Patienten/innen in Entscheidungen, die ihre Behandlung betreffen, auf Wohlbefinden und Gesundheit auswirken und sich aufgrund einer guten Compliance eine Verbesserung hinsichtlich des Behandlungserfolgs erreichen lässt. Ebenso stellt eine vertrauensvolle Zusammenarbeit einen wichtigen Grundstein dar, denn durch ein solides Vertrauensverhältnis kann die Zusammenarbeit von Arzt-Pflege-Patient nachhaltig gesteigert werden.[37]

Bei einer in Großbritannien durchgeführten Befragung von Patienten/innen wurde der Informationsbedarf bezüglich Schmerzen und Schmerzbehandlung, Awareness während der Operation, Behinderung oder Tod in Folge von Anästhesie-Zwischenfällen im Kontext mit der Anästhesieaufklärung mit über 90 % als wichtig eingestuft. Demnach ist die Miteinbe-

[36] vgl. Roewer (2012) S.19
[37] vgl. Wasem, Smith, Roewer, Kranke (2009) S. 216 f

ziehung des/r Patienten/in in Entscheidungen und Informationsgabe, die ihre Behandlung betreffen, als eine absolute Notwendigkeit anzusehen.[38]

4.3.1 Nüchternheit

In den meisten Krankenhäusern wird den Patienten/innen eine Nahrungs- und Getränkeabstinenz ab Mitternacht empfohlen. Aus medizinischer Sicht ist aber lediglich eine präoperative Nahrungskarenz von 6 Stunden notwendig und eine Einnahme von klarer Flüssigkeit bis 2 Stunden vor dem Eingriff zulässig.[39] Eine Nüchternheit ist für elektive Eingriffe notwendig, um sich eine alternative Beatmung zur Intubation offen zu halten. Es gibt jedoch Patientengut, auf die das Nüchterngebot auch bei Einhaltung der Nahrungs- und Flüssigkeitskarenz nicht zutrifft. Hier muss die Atemwegssicherung mittels Intubation im Zuge einer Allgemeinanästhesie anhand Rapid-Sequence-Induction (Blitzeinleitung) erfolgen. Dieses Vorgehen findet Anwendung bei Patienten/innen, bei denen ein erhöhtes Risiko besteht, dass Mageninhalt erbrochen wird oder passiv zurückfließt und dieser oder andere Sekrete wie Blut in die Atemwege gelangen (Aspiration). Dies betrifft Gravide im fortgeschrittenen Stadium, Patienten/innen mit St.p. Adipositaschirurgie (Magenband, etc.), Notfallpatienten und Patienten/innen mit Erkrankungen oder Verletzungen des Magen-Darm-Trakts.

Abb. 3: Auszug aus dem DIOMED Aufklärungsbogen

IV. Wichtige Verhaltenshinweise

Bitte befolgen Sie zu Ihrer eigenen Sicherheit die hier gegebenen Hinweise genau (es sei denn, Ihr Narkosearzt hat Ihnen **andere Anweisungen** gegeben). Sie gelten sowohl für die Narkose als auch für die Regionalanästhesie, unabhängig davon, ob der geplante Eingriff ambulant oder stationär erfolgt.

Vor dem Eingriff:

- **Bis zu 6 Stunden vor der Anästhesie** dürfen Sie noch eine kleine Mahlzeit (z.B. eine Scheibe Weißbrot mit Marmelade, ein Glas Milch) zu sich nehmen. **6 Stunden vor der Anästhesie** dürfen Sie **nichts mehr essen** (auch kein Bonbon, Kaugummi o.Ä.) und **nicht mehr rauchen!**
- **6 bis 2 Stunden vor der Anästhesie** dürfen Sie nur noch 1–2 Gläser/Tassen **klare Flüssigkeit ohne Fett und ohne feste Bestandteile** (z.B. Mineralwasser, Tee) trinken, aber **keine Milch** und **keinen Alkohol!**
  Sagen Sie es uns, wenn Sie entgegen diesen Anweisungen doch etwas gegessen oder getrunken haben!
- Bis kurz vor dem Eingriff können benötigte Medikamente mit einem Schluck Wasser eingenommen werden. Fragen Sie uns, welche **Medikamente** eingenommen bzw. abgesetzt werden müssen.
- Kontaktlinsen, herausnehmbaren Zahnersatz, Ringe, Schmuck (auch Piercing-Schmuck!), künstliche Haarteile ablegen und sicher aufbewahren. Keine Gesichtscreme und Kosmetika (Make-up, Nagellack, etc.) verwenden!

Als **Prämedikation** wird oft am Vorabend und/oder kurz vor dem Eingriff ein Beruhigungsmittel gegeben.

---

[38] vgl. Wasem, Smith, Roewer, Kranke (2009) S.217
[39] vgl. Roewer, Thiel, Wunder (2012) S.21

4.3.2 Narkoseablauf

Wenn bei einem/r Patient/in das erste Mal ein operativer Eingriff erfolgt, sind die Rahmenbedingungen einer Narkose unbekannt. Fremdes Umfeld kann in einer solchen Ausnahmesituation zu einer Überforderung des/der Patient/in führen. Umso wichtiger ist es, dass der/die Patient/in mit den Vorbereitungen, Vorgängen und dem Ablauf einer Narkose vertraut gemacht wird. Dies beginnt bereits mit den Vorbereitungen auf der Bettenstation und beim Einschleusen des Patienten im OP. Damit dem/r Patient/in Sicherheit vermittelt werden kann, ist es notwendig, dass sich der/die Patient/in vorab ein Bild machen kann, was mit ihm/ihr passieren wird. Grundsätzlich sollte jede/r Patient/in nach dem Eingriff im Aufwachraum überwacht werden. Das Ausmaß des Monitorings richtet sich nach den Vorerkrankungen und dem Alter des/r Patienten/in, der Art und der Dauer des Eingriffs, etwaigen Komplikationen sowie dem durchgeführten Anästhesieverfahren.[40]

Oft ist das anhand der fehlenden Örtlichkeiten nicht möglich, daher werden in der Praxis Indikationen für die Notwendigkeit einer postoperativen Überwachung gestellt. Ob und wie lange ein/e Patient/in unter Monitorüberwachung im Aufwachraum verbleiben muss, ist eine ärztliche Entscheidung. In der Praxis wird dies aber mit der zuständigen Pflegeperson unter Miteinbeziehung des/r Patienten/in abgesprochen.

4.3.3 Auswahl des Narkoseverfahrens

Prinzipiell wird jenes Verfahren ausgewählt, das die größtmögliche Sicherheit für den/die Patienten/in bietet. Wünsche des/r Patienten/in müssen unbedingt unter Miteinbeziehung der vorliegenden Informationen berücksichtigt werden, da andernfalls möglicherweise die Zusammenarbeit von Arzt/Ärztin und Patient/in negativ beeinträchtigt werden könnte. Im Zweifelsfall geht dennoch die objektive Sicherheit des/r Patienten/in vor dessen/deren subjektiven Komfort.[41] Aufgeklärt werden muss der/die Patient/in auch über alternative Verfahren, für den Fall dass die gewählte Methode nicht das gewünschte Ziel erreicht oder es zu Komplikationen kommt.

---

[40] vgl. Roewer, Thiel, Wunder (2012) S.240
[41] vgl. Roewer (2012) S.20 f

4.4 Anästhesieverfahren

Grundsätzlich muss das ausgewählte Anästhesieverfahren das Hauptziel, nämlich die Schmerzfreiheit, erfüllen. Das kann auf zwei Arten erreicht werden:

- Allgemeinanästhesie
- Regionalanästhesie

Der große Unterschied zwischen den beiden Verfahren liegt primär in der Wachheit der Patienten.

4.4.1 Allgemeinanästhesie

Eine Allgemeinanästhesie ist im Volksmund als Narkose bekannt. Hier bieten sich unterschiedliche Techniken an. *„Eine Allgemeinanästhesie umfasst die Anästhesie des gesamten Körpers. Sie geht immer mit der Aufhebung, zumindest aber mit einer deutlichen Einschränkung des Bewusstseins einher.“*[42] Um dies zu gewährleisten, gibt es die Möglichkeit der Inhalationsanästhesie, der total-intravenösen Anästhesie oder der balancierten Anästhesie (kombinierter Einsatz von Inhalations- und intravenösen Anästhetika). Meist wird im Rahmen der Allgemeinanästhesie das Verfahren der balancierten Anästhesie angewendet. Hier werden für die Narkoseeinleitung intravenöse Anästhetika verabreicht und für die Aufrechterhaltung der Narkose kommen Inhalationsnarkotika zum Einsatz.[43]

Da eine Allgemeinanästhesie immer zu einer Beeinträchtigung bzw. Ausschaltung der Atemtätigkeit führt, muss der Atemweg mit Hilfsmitteln und/oder unter maschinellem Einsatz gesichert werden. Betreffend der Atemwegssicherung gibt es zwei Möglichkeiten: die Maskennarkose (z.B. Larynxmaske) oder die Intubation (z.B. endotracheal).

4.4.2 Regional- oder Lokalanästhesie

Bei einer Regionalanästhesie werden Lokalanästhetika in unmittelbare Nähe von nervalen Strukturen injiziert, die dort die Aufgabe haben, die Erregungsentstehung und -fortleitung

[42] Roewer (2010) S.2
[43] vgl. ebd.

selektiv auszuschalten. Dadurch können Schmerzimpulse nicht mehr zum zentralen Nervensystem gelangen. Bewusstsein und Spontanatmung bleiben vorhanden, da die Schmerzempfindung lokal ausgeschaltet und die Anästhesie dadurch auf bestimmte Körperareale begrenzt wird. Es sind mehrere Formen zu unterscheiden: Rückenmarknahe Regionalanästhesien (Spinal- und Periduralanästhesie), periphere Nervenblockaden und Plexusanästhesie, Infiltrationsanästhesie und Oberflächenanästhesie.[44] Abhängig von Art und Dauer des Eingriffs bieten sich die Möglichkeiten Single Shot und/oder Katheter sowie eine alleinige Anwendung oder auch verschiedene Kombinationsmöglichkeiten mit einer Allgemeinanästhesie an. Bei entsprechender Indikation ist die Regionalanästhesie von Vorteil, da etliche Risikofaktoren und die Belastung durch eine Allgemeinanästhesie wegfallen.[45]

4.5 Medikolegale Aspekte des Aufklärungsgesprächs

Die rechtliche Situation in Österreich sieht vor, dass bereits bei Aufsuchen des/r Arztes/Ärztin, ein Behandlungsvertrag entsteht, welcher der Zivilgerichtsbarkeit unterliegt. Die Pflicht zur Aufklärung ergibt sich somit aus gesetzlichen (z.B. Krankenanstaltengesetz KAG) sowie aus strafrechtlichen Bestimmungen (Strafgesetzbuch § 110 StGB).[46]

Missachtet der/die Arzt/Ärztin die Pflicht der Aufklärung seines/r Patienten/in, verstößt er somit gegen seine vertraglichen Sorgfaltspflichten. Dadurch wird die Behandlung rechtswidrig und er muss sich – wie bei einem tatsächlichen Behandlungsfehler – dem Vorwurf eines solchen aussetzen. Besonders in den letzten Jahren hat die Bedeutung der ärztlichen Aufklärungspflicht und der damit verbundenen ärztlichen Haftung zugenommen. Aufgrund der österreichischen Rechtsprechung muss – bei Verletzung der Aufklärungspflicht - bewiesen werden, dass der/die Patient/in bei ordentlicher Aufklärung der Behandlung nicht zugestimmt hätte.[47]

Von zivilrechtlicher Bedeutung ist die ärztliche Dokumentation des Gesprächs zur Beweissicherung, da eine mangelnde oder fehlende Dokumentation zu einer Umkehr der Beweislast führt. Es empfiehlt sich daher, geprüfte Anamnese- und Aufklärungsbögen zu verwenden.[48]

---

[44] vgl. Roewer (2010) S.2
[45] vgl. Larsen (2012) S.24
[46] vgl. http://www.goeg.at/cxdata/media/download/berichte/prae_und_postoperative_patienteninformation_und_aufklaerung.pdf, 12.9.2013
[47] vgl. http://www.patientenrecht.at/die_aerztliche_aufklaerungspflicht.htm, 12.9.2013
[48] vgl. Roewer, Thiel, Wunder (2012) S.254

4.5.1 Anästhesieeinwilligung

Die präanästhesiologische Aufklärung erfolgt sobald eine medizinisch begründete Indikation vorliegt und der erforderliche operative oder diagnostische Eingriff beschlossen wird. Das Gespräch muss eine umfassende und sachgemäße Aufklärung des/der Patienten/in beinhalten, wobei durchaus ein Aufklärungsverzicht seitens des/der Patienten/in erfolgen kann. Im anderen Extrem kann der/die Patient/in eine Totalaufklärung über sämtliche Risiken einfordern. Neben der schriftlichen Einwilligung des/der Patienten/in steht eine sachgerechte, sorgfältige und schonende Ausführung im Mittelpunkt des Gesprächs. Die Einwilligung in die Anästhesie ist nur dann wirksam, wenn der/die Patient/in vorher hinreichend und in angemessener Form über[49] *„Art und Inhalt der geplanten Maßnahmen informiert wurde und deren Wesen, Bedeutung und Tragweite in ihren Grundzügen erkennen und begreifen konnte."*[50] Dazu ist eine Aufklärung über Risiken sowie Vor- und Nachteile alternativer Verfahren Voraussetzung.

4.5.2 Selbstbestimmungsrecht und Einwilligungsfähigkeit

Da die Durchführung einer invasiven medizinischen Maßnahme strafrechtlich eine Körperverletzung bedeutet, ist eine Einwilligung zu dem Eingriff unbedingt notwendig. Die Einwilligungsfähigkeit des/der Patienten/in verlangt nicht die volle Geschäftsfähigkeit, sondern lediglich seine/ihre natürliche Einsichts- und Willensfähigkeit.[51]

Insbesondere bei Notfalleingriffen, einer fehlenden Einwilligungsfähigkeit oder wenn es sich um Minderjährige handelt, gelten andere gesetzliche Richtlinien, deren Erläuterung in dieser Arbeit nicht behandelt wird.

5 Patientenorientiertheit und Patientenzufriedenheit in der Anästhesie

Patientenzufriedenheit und Patientenorientiertheit korrelieren unweigerlich miteinander. So wird sich ein/e Patient/in nur dann zufrieden zeigen, wenn auf seine/ihre Bedürfnisse eingegangen werden kann und ihre/seine Erwartungen erfüllt werden.

---

[49] vgl. Roewer (2012) S.253
[50] Roewer (2012) S.253
[51] vgl. ebd.

In einem Bericht zur prä- und postoperativen Patienteninformation und –aufklärung wird deutlich, was Patientenorientierung bedeutet. Darin wird auf den „Leitfaden Patientenorientierung – Anregungen zur Praxis der Qualitätssicherung im Krankenhaus“ des Bundesministeriums für Arbeit, Gesundheit und Soziales aus dem Jahre 1997 Bezug genommen. Patientenorientierung wird als *„subjektiv empfundene persönliche Erwartungen und Bedürfnisse der Patientinnen/Patienten, die dem medizinischen Versorgungsbedarf in Einklang gebracht werden“*[52], definiert. Vergleicht man diese Definition mit der Definition der Patientenorientierung aus dem Bericht „Patient/inn/enorientierung in österreichischen Krankenanstalten“ des Bundesministeriums für Gesundheit und Frauen aus dem Jahre 2004, geht klar hervor, dass die Erklärung eine weit umfangreichere ist und sich viel detaillierter in ihren Ausführungen zeigt.[53]

- *„Die Wahrung des bestmöglichen psychosozialen Wohlbefindens durch einen respektvollen, individuellen Umgang mit Patientinnen/Patienten und deren Angehörigen in der medizinischen und pflegerischen Betreuung*
- *Die Sicherstellung von Information und Orientierung für Patientinnen/Patienten und deren Angehörige über organisatorische Abläufe und Routinen, über medizinische, pflegerische Diagnosen und Behandlungsmaßnahmen in der intramuralen Betreuung sowie Kontinuität der Versorgung im extramuralen Bereich*
- *Die Koordination von Behandlungen innerhalb und zwischen den Berufsgruppen*
- *Die bestmögliche Schmerzkontrolle durch am aktuellen Wissensstand orientiertes Schmerzmanagement*
- *Die Sicherung eines Standards von Ausstattung und Sauberkeit des räumlichen Behandlungsumfeldes“*[54]

Aufgrund dieser genaueren und umfangreicheren Definition ist anzunehmen, dass die Patientenorientierung und die daraus resultierenden Bedürfnisse in unserer Gesellschaft zunehmen. Demnach wird nach einer Erfüllung dieser vermehrt gestrebt und nimmt somit einen zentralen Punkt in der Gesundheitsversorgung ein. Somit entwickelt sich der/die Kranke vom/von der Patient/in zu einem/r Konsumenten/in im Gesundheitswesen.

Bezugnehmend auf die Narkoseaufklärung ist eine patientenorientierte Betreuung in der Präanästhesieambulanz sehr gut integrierbar. Bei einem professionellen Ambulanzbetrieb können Erwartungen und Bedürfnisse der Patienten/innen ausreichend erfasst und darauf eingegangen werden. Auch als Ansprechstelle für Lob oder Beschwerden bezüglich der anästhesiologischen Versorgung kann die Anästhesieambulanz fungieren. Um nicht nur

[52] http://www.goeg.at/cxdata/media/download/berichte/prae_und_postoperative_patienteninformation_und_aufklaerung.pdf, 11.01.2014
[53] vgl. ebd.
[54] http://www.goeg.at/cxdata/media/download/berichte/prae_und_postoperative_patienteninformation_und_aufklaerung.pdf, 11.01.2014

präoperative Eindrücke, sondern auch die gesamten perioperativen Erfahrungen der Patienten/innen zu erfassen, können bereits bei der Prämedikationsvisite speziell auf die anästhesiologische Versorgung abgestimmte Fragebögen zur Patientenzufriedenheit verteilt werden. Diese gelangen über die Station wieder zurück in die Anästhesieambulanz. Dadurch werden generelle Bedürfnisse und Erwartungen an die Anästhesie transparent gemacht und tragen zu einer Qualitätssteigerung bei. Das Aufklärungsgespräch per se bietet darüber hinaus die Möglichkeit auf individuelle Bedürfnisse einzugehen.[55]

Im Folgenden werden zwei Studien vorgestellt, welche sich einerseits mit der patientenorientierten Anästhesie und den Patientenbedürfnissen (Punkt 5.2) beschäftigen und sich andererseits mit der emotionalen Zufriedenheit von Patienten/innen in der Anästhesie (Punkt 5.1) auseinandersetzen.

5.1 Emotionale Patientenzufriedenheit in der Anästhesie

Anlass für diese Studie war die Tatsache, dass die Zufriedenheit der Patienten/innen mit den Leistungen der Anästhesie prospektiv und detailliert nur durch wenige Untersuchungen festgestellt werden konnte. Retrospektive Untersuchungen können keinen Aufschluss über individuelle Erlebnisse, Eindrücke und Bedürfnisse des/r Patienten/in in der perioperativen Phase geben.[56] Somit war der Bedarf gegeben, ein geeignetes Instrument zur Erfassung der emotionalen Patientenzufriedenheit zu entwickeln.

Zu der durchgeführten Studie ist zu sagen, dass in der Anästhesiologie die Erhebung der emotionalen Zufriedenheit von Patienten/innen ohne großen Aufwand umsetzbar ist. Die Erfassung von subjektiver Zufriedenheit stellt nicht nur aufgrund der zunehmenden Konsumentenorientierung im Gesundheitssystem eine absolute Notwendigkeit dar, sondern trägt auch entscheidend dazu bei, psychovegetativ belastende Situationen zu vermeiden und die allgemeine Patientenzufriedenheit zu verbessern.[57]

Die regelmäßige Erfassung der Patientenzufriedenheit mit den Leistungen der Anästhesie ermöglicht die Überprüfung der Wirkung einer Abteilung sowie die Wirkung der Mitarbeiter

[55] vgl. Laux, Kawach, Madler (2004) S.399
[56] vgl. Thierbach, Fichtner, Kugler, Dick (2003) S.86
[57] vgl. Thierbach, Fichtner, Kugler, Dick (2003) S.85 f

auf die Patienten. Darüber hinaus erlaubt sie die Identifikation von Patientengruppen, die eine individuelle Betreuung benötigen.[58]

5.1.1 Patienten und Untersuchungsmethodik

Die Erhebung zur emotionalen Patientenzufriedenheit wurde im Jahr 2003 an der Universitätsklinik in Mainz an 519 Patienten/innen mittels eines Multiple-Choice Fragebogens (siehe Abb. 4) durchgeführt. Im Rahmen dieser Untersuchung wurde das emotionale Befinden vor und nach dem Aufklärungsgespräch, Beurteilung des Informationsgehalts des Gesprächs, das emotionale Befinden vor und nach der Anästhesie, Freundlichkeit des Anästhesisten und die Bewertung der Gesamtbehandlung erfragt. Die Patienten/innen konnten den Grad den Zufriedenheit anhand einer fünfstufigen „Verbal-Rating-Scale" angeben. Die Antwortmöglichkeiten „sehr", „ziemlich" und „ein wenig" konnten als generell zustimmend zusammengefasst werden, „kaum" und „überhaupt nicht" als nicht zustimmend. Die untersuchte Gruppe unterlag mit einem Anteil von 49,5 % weiblichen Patienten einer homogenen Verteilung der Geschlechter. Bei rund einem Viertel aller befragten Patienten/innen wurde die Prämedikationsvisite auf ihrer Station durchgeführt, alle anderen konnten die Anästhesieambulanz aufsuchen. Der Anteil der regionalen Anästhesieverfahren lag bei 23,7 %, Allgemeinanästhesien kamen bei 76,3 % der Patienten/innen zum Einsatz.[59]

[58] vgl. Thierbach, Fichtner, Kugler, Dick (2003) S.92
[59] vgl. Thierbach, Fichtner, Kugler, Dick (2003) S.86 ff

Abb. 4 Fragebogen zur Erfassung der emotionalen Patientenzufriedenheit[60]

Liebe Patientin, lieber Patient,

wir sind stets bemüht, Sie bestmöglich zu versorgen. Durch das Ausfüllen dieses Fragebogens helfen Sie uns, noch besser auf Ihre Bedürfnisse, speziell im Bereich der Narkose, eingehen zu können. Sehen Sie sich jede Aussage genau an und entscheiden Sie, ob diese für Sie zutrifft oder nicht.
Stimmen Sie mit einer Aussage vollkommen überein, so setzen Sie Ihr Kreuz in das erste Kästchen. Ein Kreuz im fünften Kästchen bedeutet, dass Sie mit der jeweiligen Aussage nicht übereinstimmen. Ihre Antworten werden streng vertraulich behandelt.

Die Aussage trifft auf mich zu:	sehr	ziemlich	ein wenig	kaum	überhaupt nicht
Vor dem Informationsgespräch mit der/dem Narkoseärztin/-arzt (Befragung und Aufklärung vor der Narkose) fühlte ich mich ruhig und ausgeglichen.	O	O	O	O	O
Die Wartezeit am Morgen vor der Operation kam mir endlos vor.	O	O	O	O	O
Auf mich wirkte die/der Narkoseärztin/-arzt während des Informationsgesprächs freundlich.	O	O	O	O	O
Direkt vor Beginn der Narkose war ich nervös und verkrampft.	O	O	O	O	O
Während des Informationsgesprächs hatte die/der Narkoseärztin/-arzt ausreichend Zeit, mir meine Fragen zu beantworten.	O	O	O	O	O
Nach dem Informationsgespräch war ich angespannt und besorgt.	O	O	O	O	O
Direkt nach der Narkose war ich entspannt und zufrieden.	O	O	O	O	O
Durch die vielen Apparate in der Narkoseabteilung ist Menschlichkeit verloren gegangen.	O	O	O	O	O
Im Falle einer weiteren Narkose würde ich lieber durch eine/n andere/n Narkoseärztin/-arzt betreut.	O	O	O	O	O

Folgendes ist mir besonders aufgefallen: ______________________

____

[60] Thierbach, Fichtner, Kugler, Dick (2003) S.88

5.1.2 Ergebnisse der Studie

5.1.2.1 Während des Anästhesiegesprächs

Insgesamt 88,4 % der Patienten/innen gaben an, sich vor der Anästhesieinformation ruhig und ausgeglichen zu fühlen (siehe Abb. 5). Einer Freundlichkeit des Anästhesiepersonals während des Informationsgesprächs stimmten 97 % der Befragten zu. Hinsichtlich des Zeitaufwands während des Anästhesiegesprächs gaben 96 % der Patienten/innen an, ausreichend Zeit für Fragen gehabt zu haben.[61]

Abb. 5: Ruhe und Ausgeglichenheit vor der Aufklärung für die Anästhesie (in %)[62]

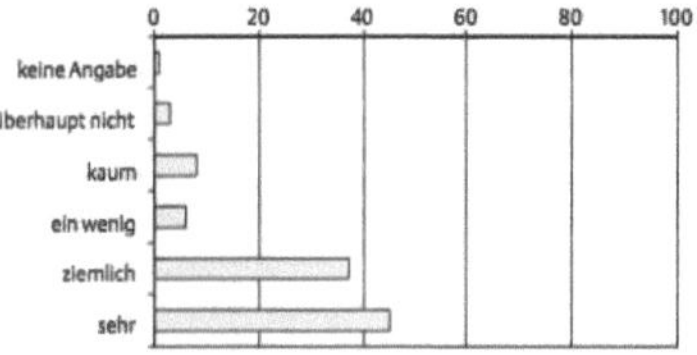

5.1.2.2 Nach dem Anästhesiegespräch und vor der Anästhesie

Rund ein Viertel der Patienten/innen gaben an, nach der Narkoseaufklärung angespannt und besorgt gewesen zu sein (siehe Abb. 6). Frauen drückten dies signifikant häufiger aus als männliche Patienten. 35 % der Patienten/innen stimmten der Aussage „ Die Wartezeit am Morgen vor der Operation kam mir endlos vor" zu, wobei jüngere (bis zum 30 LJ.) dies häufiger äußerten (siehe Abb. 7). Auch Patienten/innen, die im Rahmen einer Prämedikationsvisite am Tag vor dem Eingriff aufgeklärt wurden, gaben eine „endlose Warterei" signifikant häufiger an, als Patienten/innen die eine Anästhesieambulanz aufsuchen konnten. 38,5 % aller Befragten fühlten sich unmittelbar vor der Einleitung des Anästhesieverfahrens nervös und verkrampft. Jüngere Patienten stimmten dieser Aussage häufiger zu (siehe Abb. 8).[63]

[61] vgl. Thierbach, Fichtner, Kugler, Dick (2003) S.88 f
[62] Thierbach, Fichtner, Kugler, Dick (2003) S.89
[63] vgl. Thierbach, Fichtner, Kugler, Dick (2003) S.89 f

Abb. 6: Besorgnis und Angespanntheit nach der anästhesiologischen Aufklärung (in %, *=p<0,01)[64]

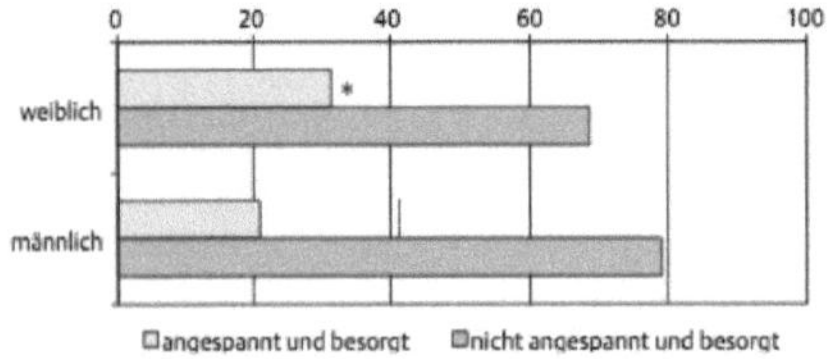

Abb. 7: Wartezeit (WZ) vor der Anästhesie (in %, * = p <0,01[65]

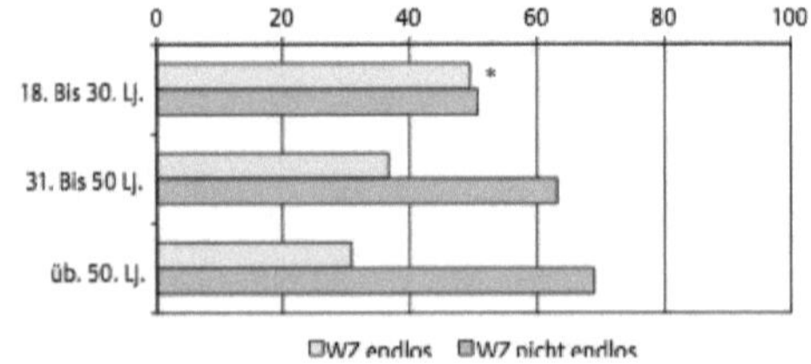

Abb. 8: Emotionales Befinden vor der Anästhesie (in %, *=p<0,01)[66]

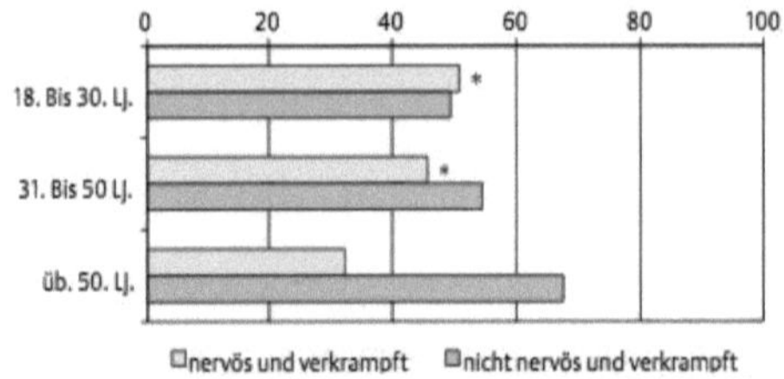

5.1.2.3 Nach Beendigung der Anästhesie

86,7 % aller Befragten fühlten sich nach der Narkose entspannt und zufrieden. Bei Patienten/innen, die eine Regionalanästhesie erhielten, wurde dies häufiger angegeben. 20 % der Patienten/innen stimmten der Aussage, dass durch die vielen Apparate die Menschlichkeit verloren gegangen ist, zu.[67]

---

[64] Thierbach, Fichtner, Kugler, Dick (2003) S.89
[65] ebd.
[66] ebd.
[67] Vgl. Thierbach, Fichtner, Kugler, Dick (2003) S.89

5.1.2.4 Handschriftliche Notizen

Für die befragten Patienten/innen gab es die Möglichkeit handschriftliche Notizen am Fragebogen zu machen. Diese betrafen am häufigsten die gute emotionale Betreuung der Patienten durch das Anästhesiepersonal. Als kritische Kommentare wurden der Gebrauch unverständlicher Fachausdrücke, die große Unruhe im Aufwachraum und das Gefühl des Ausgeliefertseins angeführt.[68]

5.1.3 Schlussfolgerung

Diese Erhebung der emotionaler Zufriedenheit von Patienten mit der anästhesiologischen Betreuung zeigt, im Gegensatz zur bereits erwähnten Metaanalyse, doch signifikante Unterschiede im Vergleich verschiedener Patientengruppen. So waren ältere und männliche Patienten insgesamt zufriedener als jüngere und weibliche. Auch die Wahl des Anästhesieverfahrens spielte hierbei eine Rolle.[69]

5.1.4 Vergleiche zu ähnlichen Studien

Verschiedene Autoren wie Hähnel[70] und Giebel[71] heben die Bedeutung des Aufklärungsgesprächs zur Reduktion des psychovegetativen Stresses vor einer Anästhesie hervor. Williams[72] wie auch Ebert-Hampel et al.[73] berichten über Zusammenhänge zwischen der Angst von Patienten/innen und der Zufriedenheit mit der Anästhesieinformation. Ängstliche Patienten zeigten sich deutlich öfter unzufrieden mit dem Aufklärungsgespräch als weniger ängstliche Patienten/innen. Zerbe et al.[74] berichten, dass rund 30 % der Patienten/innen im Rahmen der Anästhesie Angst empfunden haben. Diese Aussage deckt sich mit den Ergebnissen der vorliegenden Untersuchung.[75]

---

[68] vgl. Thierbach, Fichtner, Kugler, Dick (2003) S.90
[69] vgl. Thierbach, Fichtner, Kugler, Dick (2003) S.86 f
[70] vgl. Hähnel, Konrad, Gauß, Hübner, Kilian (1992)
[71] vgl. Giebel, Stock, Dievenich, Schweitzer (1997)
[72] vgl. Williams (1993)
[73] vgl. Ebert-Hampel, Holzle (1983)
[74] vgl. Zerbe, Seiter((2000)
[75] vgl. Thierbach, Fichtner, Kugler, Dick (2003) S.90

5.2 Patientenorientierte Anästhesie

Mit dieser Patientenbefragung aus dem Jahr 2000 sollte anhand eines strukturierten Fragebogens erhoben werden, was sich Patienten/innen von der Anästhesie erwarten und was sie generell über das Aufgabenspektrum des Anästhesisten wissen. Wie bereits mehrmals erwähnt, erachten auch die Autoren dieser Studie die Messung der Patientenzufriedenheit für überaus wichtig, da diese als wichtiger Parameter der Ergebnisqualität anzusehen ist. Darüber hinaus sehen sie in zufriedenen Patienten das beste Argument für die Notwendigkeit verschiedener Anästhesieleistungen.[76]

Um begrenzte personelle Ressourcen effizient einsetzen zu können, ist es notwendig die Erwartungshaltung der Patienten/innen zu kennen. Die anästhesiologische Versorgung muss sich an den Erwartungen der Patienten/innen orientieren und zum Ziel haben, diese zu übertreffen. Im Hinblick auf dieses Ziel wird versucht, in der vorliegenden Studie die Erwartungen des/r Patienten/in an die Anästhesie, den Stellenwert verschiedener Erwartungshaltungen und den Einfluss diverser Faktoren auf die individuelle Erwartungshaltung näher zu beleuchten.[77]

5.2.1 Patienten und Methoden

Die Untersuchung umfasste 122 Patienten im Alter von 22 bis 87 Jahren, die sich am Klinikum der Universität Erlangen-Nürnberg einem elektiven Eingriff in Allgemeinanästhesie unterzogen. Die Befragung erfolgte anhand eines strukturierten, standardisierten Fragebogens am Nachmittag vor der Operation, nach dem das Aufklärungsgespräch abgeschlossen war. Die Patienten/innen sollten anhand einer sechsstufigen Skala eine Einordnung vornehmen, ob der/die Operateur/in, der/die Anästhesist/in oder das Pflegepersonal für die jeweilige Leistung verantwortlich ist (siehe Abb. 11).[78]

5.2.2 Ergebnisse der Studie

In der Wertigkeit der allgemeinen Erwartungen an das Krankenhaus wurde die Fachkompetenz mit 86,1 % als sehr wichtig eingestuft, wo hingegen nur 22,2 % aller Befragten

[76] vgl. Dinkel, Schmidt, Landsleitner, Messner, Böchers (2000) S.1024
[77] ebd.
[78] vgl. Dinkel, Schmidt, Landsleitner, Messner, Böchers (2000) S.1024 f

der Ansicht waren, ein Hotelkomfort wäre sehr wichtig (siehe Abb. 9). Sowohl vom Pflegepersonal (68 %) als auch von den Ärzten (81 %) wird hervorragende fachkompetente Betreuung erwartet. Freundlichkeit wird von 30 % aller Befragten vom Pflegepersonal erwartet, während dies hingegen nur von 14 % aller Patienten/innen von den Ärzten erwartet wird.[79]

Abb. 9: Wertigkeit allgemeiner Erwartungen[80]

Tabelle 2
Wertigkeit allgemeiner Erwartungen an das Krankenhaus

Leistung	Sehr wichtig	Eher wichtig	Undifferenziert	Eher unwichtig	Unwichtig	Rangskala (MW±SD)
Fachkompetenz	86,1%	13,9%	-	-	-	1,1±0,3
Medizintechnik	71,3%	26,2%	2,5%	-	-	1,3±0,5
Freundlichkeit	65,6%	32,8%	1,6%	-	-	1,4±0,5
Information	66,4%	27,9%	4,1%	0,8%	0,8%	1,4±0,7
Hotelleistung	22,2%	50,8%	17,2%	8,2%	1,6%	2,2±0,9

Eine gute Informationsweitergabe wünschen sich lediglich 5 % von den Ärzten als auch 2 % vom Pflegepersonal. Dennoch gaben durchschnittlich rund 70 % aller Befragten an, Informationen zur Operation, zur Narkose und zu allgemeinen Abläufen wären sehr wichtig (siehe Abb. 10). 97 % der Patienten/innen bezeichneten die Informationsweitergabe in einem persönlichen Gespräch und nicht als schriftliches Informationsmaterial als wünschenswert. Von der Anästhesie wird persönliche Zuwendung nicht nur intra- sondern auch postoperativ erwartet.[81]

Abb. 10: Informationsbedürfnis[82]

Tabelle 3
Informationsbedürfnis

Bereich	Sehr wichtig	Eher wichtig	Undifferenziert	Eher wichtig	Unwichtig (MW±SD)	Rangskala
Operation	72,1%	17,2%	4,9%	4,1%	1,7%	1,4±0,9
Narkose	67,2%	19,6%	8,2%	2,5%	2,5%	1,5±0,9
Allgemein	67,2%	19,0%	9,5%	4,3%	-	1,5±0,8

[79] vgl. Dinkel, Schmidt, Landsleitner, Messner, Böchers (2000) S.1026
[80] Dinkel, Schmidt, Landsleitner, Messner, Böchers (2000) S.1026
[81] vgl. ebd.
[82] ebd.

Die Patienten/innen haben betreffend der Anästhesieleistungen klare Vorstellungen, welche in Abb. 11 gut dargestellt sind. So erwarten sie eine sichere Schmerz- und Bewusstseinsausschaltung, gute Stabilisierung der Vitalfunktionen, eine optimale intraoperative und postoperative Überwachung und Schmerztherapie sowie das Ausbleiben von Übelkeit und Erbrechen.[83]

Abb. 11: Bedeutung verschiedener Leistungen[84]

Tabelle 4

Bedeutung verschiedener perioperativer Leistungen und Narkoseauswirkungen (Mittelwert und Standardabweichung der Rangskala 1=sehr wichtig bis 6=völlig unwichtig) und Zuordnung der Verantwortung

Leistung	Bedeutung	Zuständigkeit			
		Anästhesist (%)	Operateur (%)	Pflege (%)	Keine Vorstellung (%)
Kurze Nüchternheit	5,5±1,0	90	2	1	7
Kurze Wartezeit im OP	3,0±1,5	1	15	1	83
Rasches Einschlafen	2,2±1,4	74	–	3	23
Angenehmes Einschlafen	2,3±1,2	73	–	3	24
Keine Awareness	1,3±0,6	72	–	2	26
Schmerzfreiheit	1,2±0,5	72	2	2	24
Optimale Überwachung	1,4±0,5	61	–	10	29
Stabile Vitalfunktionen	1,4±0,5	62	–	8	30
Keine Lagerungsschäden	2,7±0,9	2	1	81	16
Perfekte Operation	1,0±0,2	–	57	–	43
Rasches Erwachen	5,5±1,7	55	2	12	31
Sicheres Wiedererwachen	1,0±0,0	56	2	13	29
Postop. Hellwachsein	5,4±1,8	51	1	16	32
Postop. Überwachung	1,8±0,6	5	–	61	34
Postop. Schmerztherapie	1,8±0,6	1	7	66	26
Kein Frieren/Kältezittern	2,3±1,1	2	–	72	26
Keine Übelkeit	2,0±0,8	30	1	20	49
Kein Muskelkater	3,2±1,0	2	26	12	60
Kein Hunger/Durst	3,4±1,2	4	–	48	48

Als weniger wichtig beschrieben werden rasches und angenehmes Einschlafen, eine kurze Wartezeit vor Narkosebeginn sowie die Vermeidung typischer Komplikationen und Unannehmlichkeiten wie Frieren, Lagerungsschäden, Muskelkater und Hunger- bzw. Durstgefühl. Die postoperative Visite durch den Anästhesisten erachten 77 % der Patienten/innen für wichtig, 12 % würden dies begrüßen (siehe Abb. 12).[85]

[83] vgl. Dinkel, Schmidt, Landsleitner, Messner, Böchers (2000) S.1026

[84] Dinkel, Schmidt, Landsleitner, Messner, Böchers (2000) S.1027

[85] vgl. Dinkel, Schmidt, Landsleitner, Messner, Böchers (2000) S.1026

Abb. 12: Bedeutung der persönlichen anästhesiologischen Betreuung[86]

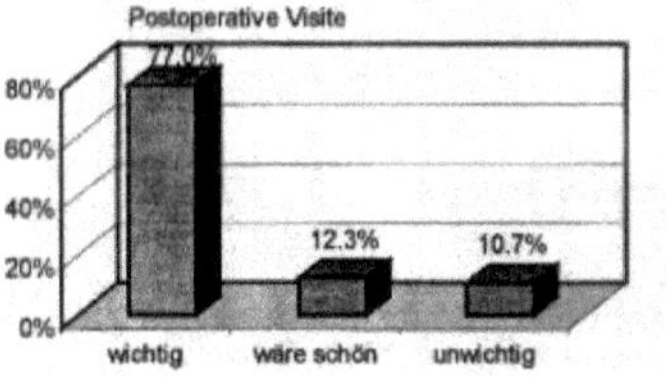

5.2.3 Schlussfolgerung

Um Patienten/innen zufriedenstellen zu können, bedarf es der Kenntnis ihrer Erwartungen und Vorstellungen. Die Fragen zur Erwartungshaltung bieten ein größeres Optimierungspotential als Fragen zur Patientenzufriedenheit, da sie Präferenzen der Patienten/innen erkennen lassen. Die Kernleistungen der Anästhesie haben zwar höchste Priorität bei den befragten Patienten/innen, jedoch ordnen nur 56-72 % die Leistungen der Anästhesie zu. Das fehlende Wissen über das große Aufgabenspektrum der Anästhesie begründet ihr schlechtes Ansehen, welches in verschiedenen Befragungen aufgezeigt wird. Als besonders sinnvoll wird die Anästhesieambulanz beschrieben, da sich hier optimale Rahmenbedingungen für den Aufbau einer adäquaten Arzt-Patienten-Beziehung und somit einer patientenorientierten anästhesiologischen Betreuung schaffen lassen.[87]

5.2.4 Vergleiche mit anderen Studien

Ein großes Anliegen der Patienten/innen stellt der Wunsch dar, der aufklärende Arzt möge auch der die Narkose durchführende Arzt sein. In einer Studie von Löwer[88] und Jacob[89] konnte gezeigt werden, dass bei 75-92 % die präoperative Angst durch diese Maßnahme reduziert werden könnte. Besonders klar kommt in der vorliegenden Studie zur Geltung, dass über die Zuständigkeit für verschiedene perioperative Leistungen häufig keine Vorstellungen existieren und große Wissensdefizite vorliegen. Diese Ergebnisse decken sich laut den Autoren mit einer Patientenbefragung aus Wien und Innsbruck.[90]

---

[86] Dinkel, Schmidt, Landsleitner, Messner, Böchers (2000) S.1027
[87] vgl. Dinkel, Schmidt, Landsleitner, Messner, Böchers (2000) S.1027 ff
[88] vgl. Löwer, Krier, Henn-Beilharz (1993)
[89] vgl. Jacob, Lindner, Lips, Altmayer, Pichlmayr (1996)
[90] vgl. Dinkel, Schmidt, Landsleitner, Messner, Böchers (2000) S.1028

6 Gesprächsführung und Kommunikation

Die Effektivität des Aufklärungsgesprächs hängt davon ab, wie und unter welchen Umständen dieses durchgeführt wurde. Bereits in den 90er Jahren wurde der Zusammenhang zwischen Angst und Aufklärung erkannt. Backs und Lenz weisen in Anlehnung an die Aussagen von Tausch (1981) daraufhin, dass sich Patienten bei hinreichender Aufklärung häufig schneller von operativen Eingriffen erholen.[91] Allerdings wird in einer französischen Studie von 2000 darauf verwiesen, dass detaillierte Risikoaufklärung, wie dies in den letzten Jahren aus medikolegalen Gründen gefordert wird, bei einzelnen Patienten/innen zu einer verstärkten präoperativen emotionalen Belastung führen kann.[92] Daraus wird die Widersprüchlichkeit zwischen reduzierter Aufklärung und erhöhten Angstzuständen ersichtlich. Eine auf den/die Patienten/in individuell angepasste Aufklärung ist somit hinsichtlich der patientenorientierten anästhesiologischen Betreuung unbedingt erforderlich. Insbesondere aufgrund der Ausnahmesituation, in der sich die Patienten/innen befinden, stellt eine patientenorientierte Kommunikation eine absolute Notwendigkeit dar. Sowohl verbale als auch nonverbale Kommunikation nehmen beim Beziehungsaufbau, der für die Entstehung einer vertrauensvollen Basis unabdingbar ist, den zentralen Stellenwert überhaupt ein. Diese wiederum ist unerlässlich für die Entstehung einer professionellen Zusammenarbeit in der Arzt-Patient oder Patient-Pflegeperson-Beziehung.

6.1 Patientenorientierte Gesprächsführung

Neben der für den Anästhesisten wesentlichen Beurteilung der Narkosefähigkeit und der Wahl des Anästhesieverfahrens nimmt das eigentliche Aufklärungsgespräch im Rahmen der Prämedikationsvisite einen zentralen Stellenwert ein. Es hat die Aufgabe sowohl vertrauensbildend und angstreduzierend zu wirken, als auch Informationsquelle zu sein. Diese Aspekte können durchaus miteinander konkurrieren.[93]

Durch den bereits angesprochenen Wandlungsprozess in der Arzt-Patient-Beziehung, wird im Gesundheitswesen eine stärkere Patientenorientierung gefordert. Diese zeichnet sich durch die Berücksichtigung von Interessen und Bedürfnissen der Patienten/innen aus und bedarf der

---

[91] vgl. Backs, Lenz (1998) S.24
[92] vgl. Hofer, Ganter, Furrer Guthauser, Klaghofer, Zollinger (2004) S.1061 ff
[93] vgl. ebd.

Berücksichtigung ihrer Präferenzen.[94] Dass die partnerschaftliche Kommunikation der stärkste Indikator für die Zufriedenheit der Patienten darstellt, wird in einer großen englischen Studie beschrieben. Die partnerschaftliche Kommunikation beinhaltet – laut Einschätzung der Befragten – in welchem Ausmaß sich der/die Arzt/Ärztin für die Sorgen und Informationsbedürfnisse der Patienten/innen interessiert. Weiters war für die Patienten/innen relevant, ob sich der/die Arzt/Ärztin einfühlsam zeigte, die Patienten/innen ermutigte Fragen zu stellen und er/sie sich dafür interessierte welche Behandlung sich die Patienten/innen wünschten. Somit ist der/die Arzt/Ärztin gefordert, ein großes Maß an Empathie dem/r Patienten/in entgegen zu bringen. Die aktive Beteiligung am Gespräch hängt im wesentlichen vom Verhalten des/r Arztes/Ärztin ab. Darüber hinaus kann der/die Arzt/Ärztin den Patienten/innen die Gesprächsteilnahme durch verbale und nonverbale Signale erleichtern.[95]

Das wichtigste Bedürfnis ist der Wunsch nach Information.[96] Wie diese anhand verschiedener Kommunikationsmodelle der Arzt-Patient-Beziehung zu vermitteln ist, hängt vom/von der Patient/in und vom/von der Arzt/Ärztin ab. Auf das präoperative Aufklärungsgespräch bezogen, bietet sich das partnerschaftliche Modell hervorragend an. Dabei erhält der/die Patient/in die Möglichkeit seine Präferenzen mitzuteilen und nach Abgabe einer ärztlichen Empfehlung zwischen alternativen Anästhesietechniken zu entscheiden. Charakteristisch für dieses Modell ist die Wechselseitigkeit des Austausches, indem der/die Patient/in seine/ihre Erwartungen und Befürchtungen äußern kann. Ein anderes Modell, welches sich für das präoperative Aufklärungsgespräch ebenfalls anbietet, ist das informative Modell. Dabei beschränkt sich die Rolle des/r Arztes/Ärztin auf Informationsgabe, anhand welcher der/die Patient/in eine souveräne Entscheidung trifft.[97]

In der praktischen Anwendung ist es wohl eine Kombination dieser beiden Modelle, je nach individuellen Bedürfnissen auf die Patienten/innen abgestimmt. Unabhängig von den verwendeten Modellen ist jedoch der Gesprächsstil und –führung des/r Arztes/Ärztin der stärkste Prädiktor für eine erfolgreiche Kommunikation.

[94] vgl. Faller (2012) S.1106
[95] vgl. Faller (2012) S.1106 f
[96] vgl. Faller (2012) S.1107
[97] vgl. Faller (2012) S.1109

6.2 Kommunikative Fertigkeiten

Je mehr der Gesprächsstil des/r Arztes/Ärztin zum/r Patienten/in hinführt, umso mehr lässt sich der Patient auf das Gespräch ein. Gute ärztliche Kommunikationsfertigkeiten zeigen positive Auswirkungen auf die Zufriedenheit und die Compliance, helfen Ängste zu reduzieren und führen zu einem besseren Erinnerungsvermögen und Verständnis der vermittelten Informationen.[98] Ärztliche wie auch pflegerische Kommunikationsfertigkeiten weisen, insbesondere in schwierigen Gesprächssituationen, welche zweifelsohne im Anästhesiekontext bestehen, Nachholbedarf auf.

Eine Kommunikationstechnik ist eine konkrete, lehrbare und beobachtbare Verhaltensweise, die Gesprächssituationen durch Überprüfen des patientenseitigen Verständnisses der Information oder die Validierung der Gefühle der Patienten/innen positiv beeinflussen können.[99]

Die zwischenmenschliche Kommunikation geht von verschiedenen Ebenen aus: die verbale, die nonverbale und die paraverbale Kommunikation. Die nonverbale Kommunikation beschäftigt sich mit Körpersprache, Haltung, Gestik und Mimik. Die paraverbale Ebene beinhaltet Stimmlage, Tonhöhe, Lautstärke, Betonung und Sprechgeschwindigkeit. Sieht man sich die patientenorientierte Gesprächsführung nach Rogers (1951) an, so werden vier Grundhaltungen angeführt. Die positive Wertschätzung bedeutet, dass der/die Arzt/Ärztin den/die Patient/in akzeptiert, respektiert und diese grundsätzliche Zuwendung nicht von Bedingungen abhängig macht. Die Selbstkongruenz drückt die Echtheit des/r Arztes/Ärztin in der Begegnung aus, d.h. der/die Patient/in nimmt den Gesprächspartner so wahr, dass er wirklich meint, was er sagt und was er darstellt. Unter Empathie versteht man das einfühlende Verstehen des anderen. Als wichtigste Fähigkeit im Patientengespräch ist das aktive Zuhören, da Zuhören schwieriger ist als Sprechen. Dazu sind Geduld, Konzentration, analytisches Denken und Disziplin erforderlich. Nonverbale Zeichen des Zuhörens sind z.B. Augenkontakt, Notizen machen und Ruhe ausstrahlen. Als Voraussetzungen für das aktive Zuhören werden in der Literatur folgende Punkte angeführt:[100]

---

[98] vgl. Mehnert, Lehmann, Koch (2012) S.1135
[99] vgl. ebd.
[100] vgl. Fischbeck, Laufenberg-Feldmann, Laubach (2012) S.75 ff

Abb. 13: Aktives Zuhören nach Eberhard (2008)[101]

Art der Äusserung	Zweck	Methode	Beispiele
a. Ermunterung	1. Interesse bekunden	Weder widersprechen noch eindeutig zustimmen. Verwenden Sie unverbindliche Worte in bestärkendem Tonfall.	1. „Ich verstehe" 2. „Ohh..., aha..., hmm..." 3. „Tatsächlich"
b. Wiederholung	1. Wichtige Begriffe, Personen, Vorgänge usw. in Erinnerung rufen 2. Zu weiteren Ausführungen anregen	Wiederholen Sie Wörter, die gebraucht wurden, wortwörtlich. Wählen sie solche Wörter, die wichtig scheinen.	1. „Sie sagten: Eine neue Planung" 2. „Sie sagten vorhin: v.a. die Mitarbeiter"
c. Neu fomulieren	1. Zeigen, dass Sie zuhören 2. Zu erkennen geben, dass Sie den Kern verstanden haben	Formulieren Sie Hauptgedanken neu & stellen Sie Kernaussagen heraus.	1. „Wenn ich Sie recht versteh', so.." 2. „Mit anderen Worten..."
d. Gefühlslage reflektieren	1. Zeigen, dass Sie zuhören und verstehen 2. Wissen lassen, dass Sie verstehen, was der andere empfindet	Reflektieren Sie die wichtigsten Empfindungen und Gefühle des anderen.	1. „Sie haben dabei das Gefühl, dass.." 2. „Sie sagen das mit lächelnder Miene."
e. Zusammenfassung	1. Wichtige Gedanken Fakten usw. zusammenfassen 2. Grundlage für weitere Diskussionen schaffen	Formulieren sie neu, reflektieren Sie, fassen Sie zusammen (Gedanken und Gefühle)	1. „Das / Folgendes scheinen Ihre Gedanken gewesen zu sein." 2. „Sie wollen also das ... und das ... & fragen..."

Im Gegensatz dazu verhindern Verhaltensweisen wie Befehle, Mahn, Urteile, Kritik, Diagnostizieren und Bagatellisieren eine konstruktive Kommunikation.

6.3 Angstminderung durch Information

Larsen führt in seiner Literatur die Verminderung von Angst und Aufregung als eines der Ziele der Prämedikationsvisite an.[102] Um dieses Ziel zur erreichen, ist es hilfreich die Patienten-Anästhesist-Kommunikation zu verbessern. Als hilfreich wird beschrieben zu

[101] Fischbeck, Laufenberg-Feldmann, Laubach (2012) S.79
[102] vgl. Larsen (2010) S.307 f

Fragen zu ermuntern, Fragen zu beantworten, Widersprüchlichkeiten zu begegnen und einen validen Konsens zu erreichen.[103]

Verschiedene Studien belegen, dass Patienten/innen einen hohen Informationsbedarf haben und dass eine umfassendere Aufklärung keineswegs eine präoperative Angstreduktion ausschließt. Um die richtige Menge an Information einschätzen und weitergeben zu können, muss sich der/die Arzt/Ärztin oder die Pflegeperson der problematischen Zusammenhänge von Angst und Information bewusst sein. Das Anästhesieteam ist gefordert, die Erwartungen, Wünsche und Bedürfnisse der Patienten/innen überhaupt zu erkennen und darauf einzugehen. Bereits im Aufklärungsgespräch bedeutet eine Verbesserung der Arzt-Patienten-Interaktion eine deutliche Qualitätssteigerung der gesamten Anästhesieleistung aus Sicht der Patienten/innen.[104] Eine an die Informationsbedürfnisse angepasste Informierung der Patienten/innen hat häufiger positive als negative Effekte auf das Angstniveau. So konnte bei 59 % der Patienten/innen ein Angstabfall nach dem Prämedikationsgespräch beobachtet werden, während sich bei 29 % ihre Angst verstärkte.[105]

In einer publizierten Studie von Hofer et al. wird die eindrückliche unterschiedliche Beurteilung der präoperativen Angst erwähnt. Während 36 % der Patienten/innen eher zu Angst vor der Anästhesie tendierten, glaubten hingegen mehr als ¾ aller befragter Anästhesisten, dass Patienten/innen präoperativ ängstlich seien. Dass Patienten/innen Ängste negieren ist ein bekanntes Phänomen, Anästhesisten sind jedoch gefordert, auf diese präoperativen Bewältigungsstrategien einzugehen, um so die Kommunikation zu verbessern.[106] Als die wichtigste Quelle zur Erfassung der Ängste der Patienten/innen gilt die Arzt-Patient-Kommunikation,[107] welche im Rahmen eines patientenorientierten Gesprächs eine grundlegende Bedeutung in der anästhesiologische Betreuung darstellt.

Dass es erforderlich ist, bei einem Aufklärungsgespräch die Balance zwischen notwendiger Risikobesprechung und belastender Verunsicherung zu finden, wurde bereits erwähnt. Dieses Unterfangen gestaltet sich aber aufgrund von Extremsituationen, in welchen sich Patienten/innen oftmals vor einer Operation befinden, als sehr schwierig. In solchen

---

[103] vgl. Fischbeck, Laufenberg-Feldmann, Laubach (2012) S.21
[104] vgl. Hofer, Ganter, Furrer Guthauser, Klaghofer, Zollinger (2004) S.1066 f
[105] vgl. Löwer, Krier, Henn-Beilharz (1993)
[106] vgl. Hofer, Ganter, Furrer Guthauser, Klaghofer, Zollinger (2004) S.1066 ff.
[107] vgl. Fischbeck, Laufenberg-Feldmann, Laubach (2012) S.60

Situationen kann es passieren, dass sich Menschen in einen anderen Bewusstseinszustand begeben und in einen natürlichen Trancezustand verfallen. Dabei handelt es sich um einen Zustand veränderter Wahrnehmung mit mehr bildhaften und weniger rationalem Verständnis.[108]

6.4 Negative und positive Suggestionen

Die Bedeutung eines Wortes ist für eine/n Patienten/in davon abhängig, aus welchem Kontext er/sie dieses kennt und welche Erfahrungen er/sie darin gemacht haben. Bereits erwähnt wurde die Ausnahmesituation, in der sich Patienten/innen präoperativ befinden. In dieser fokussierten Phase der Aufmerksamkeit nimmt der/die Patient/in seine/ihre Umgebung besonders konzentriert wahr, insbesondere alles was er/sie auf sich bezieht. Ein Trancezustand ermöglicht und verlangt auch immer eine andere Form der Kommunikation. So müssen negative Suggestionen im Sinne eines Noceboeffekts vermieden und positive Suggestionen zur Verbesserung von Stabilität und Wohlbefinden gezielt eingesetzt werden. Solche Methoden aus der Hypnotherapie eignen sich insbesondere beim Umgang mit ängstlichen Patienten/innen sehr gut. Verschiedene Studien zeigen, dass die Angstminderung durch Suggestion die hämodynamische Stabilität und ein besseres postoperatives Outcome begünstigt.[109] Anhand von zwei Beispielen soll gezeigt werden, dass die Verwendung von Positivsuggestionen keiner besonderen Ausbildung bedarf, sondern lediglich einer veränderten Kommunikation und Wahrnehmung.

Die Vorstellung des Anästhesieteams könnte statt „Ich bin Ihr Narkosearzt/schwester/pfleger, wir legen Sie jetzt schlafen" auch wie folgt formuliert werden: „Ich bin Dr. ..... und das ist Sr. ...... Wir sind Ihr Anästhesieteam und kümmern uns jetzt um Ihre **Sicherheit** und Ihr **Wohlbefinden**." In diesem Fall sind Sicherheit und Wohlbefinden die positiven Suggestionen. Auch vor dem Venenschmerz bei Propofolgabe könnte man die Formulierung „Das brennt jetzt ein bisschen" durch „Sie bekommen jetzt ein Medikament, das Ihnen einen **erholsamen Schlaf** ermöglicht. Sie können im Arm **etwas spüren**, das wäre **ganz normal** und geht auch gleich wieder vorbei" ersetzen.[110]

---

[108] vgl. Hansen, Bejenke (2010) S.199 ff
[109] vgl. ebd.
[110] vgl. Hansen, Bejenke (2010) S.200 f

Insofern sollten eher jene Wörter ausgesprochen werden, die eine positive Bedeutung haben: „innere Ruhe“, „Sicherheit“, „Wohlbefinden“, „Beistand“. Bestimmte Wörter, wie „Angst“, „Brennen“, „Stich“, „Spritze“ sollten dagegen möglichst nicht benutzt werden. Sie können stark negativ behaftete Vorstellungsbilder und Assoziationen hervorrufen, die Angst und Unwohlsein erst provozieren.[111]

[111] vgl. Hansen, Bejenke (2010) S.199 ff

7 Zusammenfassung

Das präoperative Aufklärungsgespräch stellt den Beginn in der anästhesiologischen Betreuung dar und nimmt daher einen besonderen Stellenwert in der prä- und postoperativen Versorgung ein. Die Prämedikationsvisite beinhaltet mehrere Komponenten, wobei in allen Bereichen eine Orientierung am/an der Patienten/in und die Erfüllung der Patientenbedürfnisse im Sinne eines optimalen Qualitätsmanagements im Vordergrund stehen. Das Aufklärungsgespräch soll, neben der Vermittlung von informativen und rechtlichen Inhalten, auch auf emotionaler Ebene etwas bewirken. So muss sich sowohl der/die Anästhesist/in als auch die Anästhesiepflegekraft den Vertrauensaufbau in der Beziehung zum Ziel setzen. Daraus resultiert die Verminderung von Angst und Aufregung. Eine sehr gute Möglichkeit dazu besteht in der Anwendung von positiven Suggestionen, die besonders in natürlichen Trancezuständen gute Erfolge zeigen.

In nahezu allen Studien, die sich mit dem präoperativen Aufklärungsgespräch und der Kommunikation in der Anästhesie auseinander gesetzt haben, wird auf das hohe Informationsbedürfnis der Patienten/innen hingewiesen. Dabei obliegt es der Sensibilität von Ärzteschaft und Pflege eine Balance zwischen informativem Austausch und belastender Verunsicherung zu finden. Darüber hinaus zeigt sich die Notwendigkeit, an den/die Patient/in individuell angepasste Kommunikationsmodelle zu verwenden. Auch die Anwendung von verschiedenen Kommunikationsfertigkeiten in Sinne einer patientenorientierten Gesprächsführung zeigen positive Auswirkungen auf die Zufriedenheit und die Compliance.

Im heutigen Gesundheitswesen hat die Patientenorientierung und somit die Erfüllung der Patientenbedürfnisse einen hohen Stellenwert. Patientenbefragungen bieten sich als gute Möglichkeit zur Erhebung der Patientenzufriedenheit an. Diese haben durchaus Aussagekraft über das subjektive Erleben eines Krankenhausaufenthaltes und tragen im Sinne einer Defizitanalyse zu Verbesserungen in den Kliniken bei. Kritisch zu sehen sind allerdings die hohen Zufriedenheitswerte bei Patientenbefragungen, da es viele Faktoren gibt, die für falschhohe Zufriedenheitsangaben sprechen.

Zusammenfassend sehe ich mich in meiner Hypothese bestätigt, da die Recherchen zu dieser Thematik im Rahmen meiner Fachbereichsarbeit meine Vermutungen untermauern.

8 Literaturverzeichnis und verwendete Studien

AIGLESBERGER M., Anästhesiepflege: Ausbildung, Tätigkeitsbereiche und Kompetenzen von Anästhesiepflegepersonen in Österreich, den Niederlanden und den USA. Akademiker Verlag. Saarbrücken, 2013

BACKS S., LENZ R., Kommunikation und Pflege: Eine Untersuchung von Aufnahmegesprächen in der Pflegepraxis. Ullstein Medical Verlag. Wiesbaden, 1998

DINKEL M., SCHMIDT T., LANDSLEITNER B., MESSNER M., BÖRCHERS K., Patientenorientierte Anästhesie. In: Der Anästhesist, Springer Verlag, 2000, 49:1024-1029

EBERT-HAMPEL B., HOLZLE C., Wissen und Befinden von Patientinnen vor und nach dem präoperativen Aufklärungsgespräch am Beispiel von gynäkologischen Eingriffen. Gebhf Frauenhlkd 1983; 12:746-754. In: Die emotionale Zufriedenheit von Patienten mit der anästhesiologischen Betreuung; Anästhesiologische Intensivmedizin, Notfallmedizin, Schmerztherapie. Georg Thieme Verlag. Stuttgart, 2003; 38: 85-93

FALLER H., Patientenorientierte Kommunikation in der Arzt-Patient-Beziehung. In: Bundesgesundheitsblatt, Springer Medizin Verlag. Online publiziert 29. August 2012; 55: 1106-1112

GIEBEL GD., STOCK S., DIEVENICH A., SCHWEITZER O., Aufklärungsgespräch: Was weiß der Patient, was will er wissen? Thrombose und Wundinfektion, Zentralblatt Chirurgie 1997; 122:186-189. In: Die emotionale Zufriedenheit von Patienten mit der anästhesiologischen Betreuung; Anästhesiologische Intensivmedizin, Notfallmedizin, Schmerztherapie. Georg Thieme Verlag. Stuttgart, 2003; 38: 85-93

HÄHNEL J., KONRAD F., GAUß A., HÜBNER C., KILIAN J., Entspricht unsere anästhesiologische Versorgung den Erwartungen der Patienten? Anästhesiologische Intensivmedizin, Notfallmedizin, Schmerztherapie. Georg Thieme Verlag. Stuttgart, 1992; 33: 332-335. In: Die emotionale Zufriedenheit von Patienten mit der anästhesiologischen Betreuung; Anästhesiologische Intensivmedizin, Notfallmedizin, Schmerztherapie. Georg Thieme Verlag. Stuttgart, 2003; 38: 85-93

HANSEN E., BEJENKE C., Negative und positive Suggestionen in der Anästhesie – Verbesserte Kommunikation mit ängstlichen Patienten bei Operationen. In: Der Anästhesist. Springer Medizin Verlag. Online publiziert 14. Februar 2010; 59: 199-209

HECK M., FRESENIUS M., Klinikmanual Anästhesie. Springer Medizin Verlag. Heidelberg, 2008

HOFER C.K., GANTER M.T., FURRER L., GUTHAUSER G., KLAGHOFER R., ZOLLINGER A., Welche Bedürfnisse und Erwartungen haben Patienten an die Anästhesie? In: Der Anästhesist. Springer Medizin Verlag, 2004. 53: 1061-1068

JACOB A., LINDNER L., LIPS U., ALTMAYER S., PICHLMAYR I., Qualitätssicherung in der Anästhesiologie: Notwendiges Übel oder Weg zur Existenzsicherung? Anästh Intensivmed, 1996. 10: 540-547. In: Patientenorientierte Anästhesie. Der Anästhesist, Springer Verlag, 2000, 49:1024-1029

LATASCH L., KNIPFER E., Anästhesie., Intensivmedizin, Intensivpflege. Elsevier Verlag, München, 2004. 2. Auflage

LARSEN R., Anästhesie und Intensivmedizin für die Fachpflege. Springer Medizin Verlag. Berlin Heidelberg, 2012. 8. Auflage

LAUX T., KAWACH H., MADLER C., Die Etablierung einer Anästhesieambulanz – Erfahrungen und praktische Hinweise zur Einrichtung und Organisation. In: Anästhesiologische Intensivmedizin, Notfallmedizin, Schmerztherapie. Georg Thieme Verlag. Stuttgart, 2004; 39: 391-399

LÖWER T., KRIER C., HENN-BEILHARZ A., Einfluss des Prämedikationsgesprächs auf das präoperative Angstverhalten des Patienten. Anästh Intensivmed 1993. 34:121-126. In: Patientenorientierte Anästhesie. Der Anästhesist, Springer Verlag, 2000, 49:1024-1029

MEHNERT A., LEHMANN C., KOCH U., Schwierige Gesprächssituation in der Arzt-Patient-Interaktion. Bundesgesundheitsblatt, Springer Medizin Verlag. Online publiziert 29. August 2012; 55: 1134-1143

PAWILS S., TROJAN A., NICKEL S., BLEICH C., Kunden- beziehungsweise Patientenzufriedenheit. In: Bundesgesundheitsblatt. Springer Verlag, Online publiziert 29. August 2012, 55:1183-1189

ROEWER N., THIEL H., WUNDER C.: Anästhesie compact. Leitfaden für die klinische Praxis. Georg Thieme Verlag. Stuttgart, 2012. 4. Auflage

ROEWER N., THIEL H., Taschenatlas der Anästhesie. Georg Thieme Verlag, Stuttgart, 2010. 4. Auflage

THIERBACH A., FICHTNER K., KUGLER A., DICK W., Die emotionale Zufriedenheit von Patienten mit der anästhesiologischen Betreuung. In: Anästhesiologische Intensivmedizin, Notfallmedizin, Schmerztherapie. Georg Thieme Verlag. Stuttgart, 2003; 38: 85-93

WASEM S., SMITH A., ROEWER N., KRANKE P., Das Anästhesierisiko im Aufklärungsgespräch – Von der schwierigen Prognose und der Wahl der richtigen Worte. In: Anästhesiologische Intensivmedizin, Notfallmedizin, Schmerztherapie. Georg Thieme Verlag. Stuttgart, 2009; 3: 216-220

WEISS-FASSBINDER S., LUST A., Gesundheits- und Krankenpflegegesetz. Manz Verlag. Wien, 2006. 5. Auflage

WILLIAMS O., Patient Knowledge of operative care. J Royal Soc Med 1993; 6:328-331. In: Die emotionale Zufriedenheit von Patienten mit der anästhesiologischen Betreuung; Anästhesiologische Intensivmedizin, Notfallmedizin, Schmerztherapie. Georg Thieme Verlag. Stuttgart, 2003; 38: 85-93

ZERBE I., SEITER A., Untersuchung zur Patientenzufriedenheit in der Anästhesie am St. Josef-Krankenhaus Hermeskeil. Newsletter der GQMG 2000; 1:31-35. In: Die emotionale Zufriedenheit von Patienten mit der anästhesiologischen Betreuung; Anästhesiologische Intensivmedizin, Notfallmedizin, Schmerztherapie. Georg Thieme Verlag. Stuttgart, 2003; 38: 85-93

9 Abbildungsverzeichnis

10 Abkürzungsverzeichnis

GuKG - Gesundheitskrankenpflegegesetz

AGBG - Allgemeines Bürgerliches Gesetzbuch

KAG - Krankenanstaltengesetz

BIQG - Bundesinstitut für Qualität im Gesundheitswesen

StGB - Strafgesetzbuch

ÖGARI - Österreichische Gesellschaft für Anästhesiologie, Reanimation und Intensivmedizin

ASA - American Society of Anesthesiologists

Anmerkung:

Der Begriff „Arzt-Patient-Beziehung", „Patienten-Anästhesist-Kommunikation" schließt auch die weibliche Form mit ein. In der Fachliteratur wird ausschließlich auf diese Bezeichnung zurückgegriffen, weshalb dies auch in dieser Arbeit Verwendung findet.

11 Anlagen

Anlage 1: Anamnesebogen Universitätsklinik Innsbruck

Patientendaten (Name und Adresse oder Aufkleber):

Doku An1E Narkose/Regionalanästhesie (Erwachsene/Jugendliche)

FRAGEBOGEN zur Krankenvorgeschichte des Patienten (Anamnese)

Bitte bringen Sie ggf. Ausweise wie z.B. einen Narkosepass, einen Herzschrittmacher-, Marcumar-, Allergie-, Diabetiker- oder Blutspenderausweis mit und informieren Sie den Arzt, falls Sie körperfremde Gegenstände (z.B. Stent, Spirale, Piercing) tragen.

VOM ARZT AUSZUFÜLLEN:
Vorgesehener Eingriff: ____
Anästhesie: ____
Datum: ____
☐ ambulant ☐ stationär

Bitte beantworten Sie die nachfolgenden Fragen sorgfältig. Zutreffendes bitte ankreuzen, unterstreichen und ergänzen.

Alter: ____ Jahre Größe: ____ cm Gewicht: ____ kg

n = nein j = ja

1. Leiden Sie zurzeit an einer **Infektion** (z.B. Erkältung)? ☐ n ☐ j
   Wenn ja, an welcher? ____
2. Befanden Sie sich in letzter Zeit in **ärztlicher Behandlung**? ☐ n ☐ j
   Weswegen? ____
3. Haben Sie in den letzten 4 Wochen **blutverdünnende (gerinnungshemmende) Medikamente** (z.B. Aspirin®, ASS®, Marcumar®, Heparin, Tyklid®, Plavix®, Iscover®) eingenommen? ☐ n ☐ j
   Wenn ja, welche? ____
4. Haben Sie in letzter Zeit **andere Medikamente** (z.B. Blutdruckmittel, Herzmedikamente, Schmerz-, Schlaf-, Beruhigungsmittel, Psychopharmaka, metforminhaltige Antidiabetika, Abführmittel, "Antibabypille") regelmäßig oder gelegentlich genommen? ☐ n ☐ j
   Wenn ja, welche? ____
5. Wurden bei Ihnen schon **Operationen** durchgeführt? ☐ n ☐ j
   Wenn ja, welche und wann (Jahr)? ____
6. Hat eine **Narkose, Regionalanästhesie oder örtliche Betäubung** bei Ihnen oder bei Ihren Blutsverwandten schon einmal **Probleme** verursacht (z.B. Fieber)? ☐ n ☐ j
   Welche? ____
   Neigen Sie zu **Übelkeit** und **Erbrechen** (z.B. auf Reisen)? ☐ n ☐ j
7. Traten im Falle einer Übertragung/Anwendung von **Blut/Blutbestandteilen** (Transfusion) **Komplikationen** auf? ☐ n ☐ j
   Haben Sie für den geplanten Eingriff **Eigenblut** gespendet? ☐ n ☐ j
8. **Bitte unterstreichen und ergänzen Sie alle Erkrankungen oder Anzeichen von Erkrankungen, die Sie haben bzw. hatten:**

Herz/Kreislauf: z.B. Rhythmusstörungen, Herzfehler, Angina pectoris, Herzinfarkt, Herzmuskelentzündung, hoher/niedriger Blutdruck, Atemnot bei Anstrengung ☐ n ☐ j

Gefäße: z.B. Krampfadern, Thrombose/Embolie, Durchblutungsstörungen, Schlaganfall ☐ n ☐ j

Blut/Gerinnung: z.B. Gerinnungsstörungen, auch bei Blutsverwandten, häufiges Nasen-/Zahnfleischbluten, Neigung zu blauen Flecken, Nachbluten nach Operationen/Verletzungen ☐ n ☐ j

Atemwege/Lunge: z.B. chronische Bronchitis, Asthma, Lungenentzündung, Staublunge, Tuberkulose, Lungenblähung, Schlafapnoe, Stimmband-/Zwerchfelllähmung ☐ n ☐ j

Leber/Galle: z.B. Gelbsucht, Leberentzündung, Leberverhärtung, Fettleber, Gallensteine ☐ n ☐ j

Nieren/Blase: z.B. erhöhte Kreatininwerte, Dialysepflicht, Nierenentzündung, Nieren-/Blasensteine ☐ n ☐ j

Speiseröhre/Magen/Darm: z.B. Geschwür, Engstelle, Verdauungsstörungen, Sodbrennen, Refluxkrankheit ☐ n ☐ j

Stoffwechsel: z.B. Zuckerkrankheit, Gicht ☐ n ☐ j

Schilddrüse: z.B. Unter- oder Überfunktion, Kropf ☐ n ☐ j

Skelettsystem: z.B. Gelenkerkrankungen, Rücken-/Bandscheibenbeschwerden, Schulter-Arm-Syndrom ☐ n ☐ j

Muskeln: z.B. Muskelschwäche, Muskelerkrankungen, auch bei Blutsverwandten, Veranlagung zu maligner Hyperthermie, Myasthenia gravis ☐ n ☐ j

Nerven/Gemüt: z.B. Krampfanfälle (Epilepsie), Lähmungen, unruhige Beine (Restless-legs-Syndrom), chronische Schmerzen, häufige Kopfschmerzen, Depressionen ☐ n ☐ j

Augen: z.B. Grüner Star, Grauer Star, Kontaktlinsen ☐ n ☐ j

Ohren: z.B. Schwerhörigkeit, Hörgerät ☐ n ☐ j

→ Perforationslinie zum Abtrennen →

Anlage 2: Einwilligungserklärung Universitätsklinikum Innsbruck

Narkose/Regionalanästhesie (Erwachsene/Jugendliche) Doku An1E

Allergie: z.B. Heuschnupfen oder Unverträglichkeitsreaktionen auf Nahrungsmittel, Medikamente, Betäubungs-/Schmerz-/Desinfektionsmittel, Jod, Pflaster, Latex ☐ n ☐ j

9. **Andere Erkrankungen/Beeinträchtigungen/Immunschwäche?** ☐ n ☐ j

10. **Lockere Zähne, Karies, Parodontose?** ☐ n ☐ j
    Zahnersatz (Prothese, Brücke, Krone, Implantat)? ☐ n ☐ j
    Anmerkungen des Arztes: ______

11. **Rauchen Sie?** ☐ n ☐ j
12. Trinken Sie **Alkohol?** ☐ n ☐ j
    Wenn ja, was und wie viel täglich? ______
13. **Sind Sie tablettenabhängig oder nehmen/nahmen Sie Drogen?** ☐ n ☐ j
14. Für Patientinnen: Könnten Sie evtl. **schwanger** sein? ☐ n ☐ j
    Stillen Sie? ☐ n ☐ j
15. Falls Sie konkrete Vorsorgeregelungen getroffen haben, bitte ankreuzen:
    ☐ **Patientenverfügung** ☐ **Betreuungsverfügung**
    ☐ **Vorsorgevollmacht**

ZUSATZFRAGEN FÜR AMBULANTE EINGRIFFE

1. Wo sind Sie in den ersten 24 Stunden nach dem Eingriff jederzeit erreichbar (Straße, Hausnummer, Ort, Telefonnummer)? ______
2. Wer ist in diesen 24 Stunden Ihr ständiger Betreuer (Name und Alter)? ______
3. Wie weit ist das nächste Krankenhaus/die nächste Notfallpraxis von Ihrem Aufenthaltsort entfernt?
   ______ km. **Fahrtdauer:** ______
4. Könnten Sie schnell dorthin gebracht werden? ☐ n ☐ j

T Perforationslinie zum Abtrennen T

Dokumentation der Aufklärung und der Einwilligung

Hinweis für die Ärztin/den Arzt: Bitte zutreffende Textstellen unterstreichen, unbedingt das vorgesehene Anästhesieverfahren ankreuzen und individuelle Aufklärungsinhalte (v.a. Risiken aufgrund bestimmter Vor-/Begleiterkrankungen oder spezieller Lebensumstände, ggf. Ablehnung bestimmter Verfahren/Maßnahmen und ihre möglichen nachteiligen Folgen, ggf. spezielle Ergänzungen des Info-Teils) dokumentieren.

Vermerke der Ärztin/des Arztes ______ (Name) **zum Aufklärungsgespräch:**

Näher erörtert wurden u.a.: das geplante Anästhesieverfahren, Vor- und Nachteile gegenüber anderen Verfahren, Risiken und mögliche Komplikationen der Betäubungsverfahren, eventueller Übergang zu einem anderen Betäubungsverfahren, Sedierung, Analgesie, etwaige Neben- und Folgeeingriffe (z.B. Legen von Kathetern, Bluttransfusion, Eigenblutspende), Verhaltenshinweise. Die individuelle Aufklärung beinhaltete v.a. folgende Punkte:

Vorgesehene(s) Betäubungsverfahren:

Narkose: ☐ Intravenöse Narkose ☐ Maskennarkose ☐ Kehlkopfmaske ☐ Intubationsnarkose

Regionalanästhesie: Spinalanästhesie ☐
Periduralanästhesie: ☐ thorakal ☐ lumbal ☐ kaudal
Armplexusanästhesie: ☐ axillär ☐ vertikal infraklavikulär ☐ supraklavikulär ☐ Interskalenär

ggf. mit Gabe eines Beruhigungs- und/oder Schmerzmittels („Dämmerschlaf"/Analgosedierung)

Erklärung des Patienten zur Aufklärung und Einwilligung

Den Aufklärungsbogen habe ich gelesen und verstanden. Ich konnte im Aufklärungsgespräch alle mich interessierenden Fragen stellen. Sie wurden vollständig und verständlich beantwortet. Ich bin ausreichend informiert, habe mir meine Entscheidung gründlich überlegt und benötige keine weitere Überlegungsfrist.
Ich willige in das/die oben angekreuzte(n) Betäubungsverfahren ein. Mit medizinisch notwendigen Änderungen oder Erweiterungen des Betäubungsverfahrens sowie mit medizinisch erforderlichen Neben- und Folgeeingriffen bin ich ebenfalls einverstanden. Den Fragebogen (Anamnese) habe ich nach bestem Wissen ausgefüllt. Die Verhaltenshinweise werde ich beachten.
☐ **Den abgetrennten Info-Teil** bzw. ☐ **ein Zweitstück des Bogens** habe ich zum Aufbewahren erhalten.

Ort, Datum, Uhrzeit	Patientin/Patient bzw. Betreuer/ Bevollmächtigter/Sorgeberechtigte*	Ärztin/Arzt

* Unterschreibt ein Elternteil allein, erklärt er mit seiner Unterschrift zugleich, dass ihm das Sorgerecht allein zusteht oder dass er im Einverständnis mit dem anderen Elternteil handelt.

Diomed-Aufklärungssystem 6

Anlage 3: Anästhesievorbereitungsbogen Universitätsklinik Innsbruck

← Patientenetikette hier ▲ positionieren!

Name Geschlecht

Vorname Geburtsdatum

Straße / Nr.

PLZ / Ort

ANÄSTHESIE-VORBEREITUNG

TILAK – Tiroler Landeskrankenanstalten GmbH
A.ö. Landeskrankenhaus – Universitätskliniken Innsbruck
Universitätsklinik für
Anästhesie und Intensivmedizin
Direktor: o. Univ.-Prof. Dr. K. Lindner

Kostenstellenetikette
hier positionieren
oder Station hier eintragen

OP-Datum: | cm | kg | ASA:

Indikation:

Operation:

VORERKRANKUNGEN/BEFUNDE:

KONS. ☐ Interne ☐ HNO ☐ Magen unauff. ☐ ja ☐ nein

VOROPERATIONEN:

PONV: ☐ ja ☐ nein

MEDIKAMENTE:

ALLERGIEN: ☐ ja ☐ nein

☐ Nikotin ☐ Alkohol ☐ Drogen

LABOR: Hb:
Leber: ☐ im Normbereich
Niere: ☐ im Normbereich

GERINNUNG: ☐ Anamnese unauff.

ZAHN-STATUS:
OK: ☐ fest ☐ defekt ☐ VP ☐ TP
UK: ☐ fest ☐ defekt ☐ VP ☐ TP

ATEMWEG: ☐ unauff. Mallampati: | 1 | 2 | 3 | 4 |

COR: ☐ o.B. **RR:**

EKG: ☐ o.B.

PULMO: ☐ o.B.

Thorax-Rö: ☐ o.B.

PRÄOP. ANORDNUNGEN: ☐ EKG ☐ Thorax-Rö **Nüchtern** ab
☐ Interne – Kons. **Klare Flü.** bis
☐ ______
☐ ______
Dormicum mg po **PräMed** um Uhr. Pfl./Sr:

AUFKLÄRUNG: ☐ AN ☐ ZVK ☐ Art ☐ SPA ☐ PDA **DECT:** **Datum:**
☐ Blutprod. ☐ RA: **Unterschrift:**

DTP-Service LKI · 04/11 · 17190 · 11/11